Barbara Heider-Rauter

Wasserbelebung mit Aura-Soma

Die Arbeit
mit den Aura-Soma-
Resonant-Watersticks

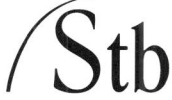

Originalausgabe

© 2009 Schirner Verlag, Darmstadt

Alle Rechte der Verbreitung, auch durch Funk, Fernsehen und sonstige Kommunikationsmittel, fotomechanische oder vertonte Wiedergabe sowie des auszugsweisen Nachdrucks vorbehalten.

ISBN 978-3-89767-650-3

1. Auflage 2009

Umschlag: Silja Korsmeier unter Verwendung des Bildes Nr. 6524872 von Kati Molin, www.fotolia.de
Fotografien der Watersticks: Claudia Bachlechner (www.fotograefin.at), Roland Rauter (www.aurasomashop.at bzw. www.avalon-spirit.com)
Wasserkristallbilder: Josef Erlmoser
Redaktion: Katja Hiller
Satz: te•ha, Anif
Printed by: Reyhani Druck & Verlag, Darmstadt, Germany

www.schirner.com

Inhalt

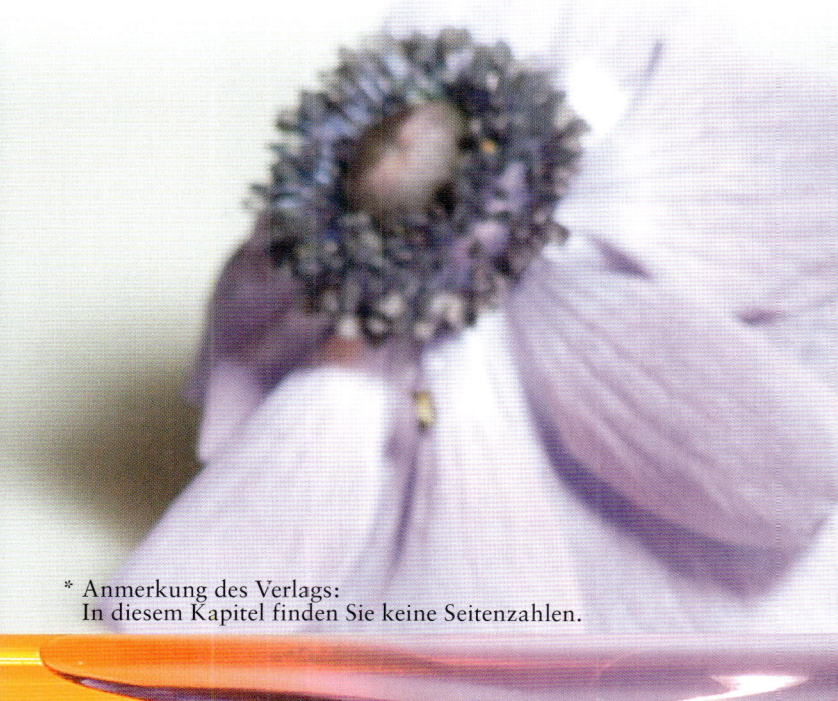

* Anmerkung des Verlags:
  In diesem Kapitel finden Sie keine Seitenzahlen.

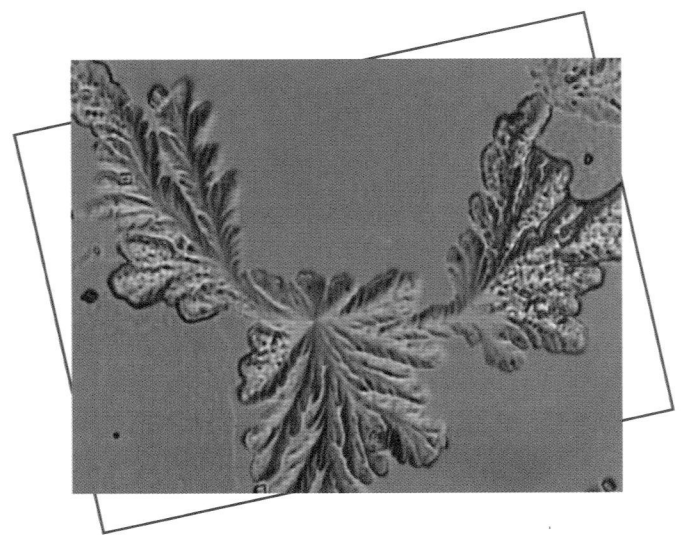

Wasserkristallbild des WS 94 (Erzengel Michael)

Vorwort von Mike Booth

Bereits sehr früh in der Geschichte der Entwicklung des Aura-Soma-Colour-Care-Systems hatte die Begründerin Vicky Wall vielen Klienten und Liebhabern des Aura-Soma-Systems empfohlen, eine Equilibrium-Flasche in ein Gefäß mit Quellwasser zu stellen, damit dieses Wasser dann von den Energien der Equilibrium-Flasche aufgeladen werden könnte. Vicky entwickelte in den letzten Jahren ihres Lebens verschiedene Vorrichtungen und dabei auch Glasfläschchen, die sie Batterien nannte, die genau diesem Zweck dienen sollten. Ich selbst habe über diese Glasampullen und andere Hilfsmittel, die dazu dienen, mit den Energien des Aura-Soma-Systems das »Gedächtnis« des Wassers energetisch aufzuladen, nur selten gesprochen.

Barbara Heider-Rauter, die Aura-Soma-Lehrerin ist, hat in Zusammenarbeit mit Aura-Soma die Watersticks entwickelt.

Diese Watersticks sind wie eine ganz natürliche Weiterentwicklung der Arbeit von Vicky:

Es geht dabei darum, frisches, energiereiches Quellwasser durch die neuen Aura-Soma-Resonant-Watersticks mit den Energien von Farbe, Licht und Wellenresonanzen zusätzlich aufzuladen.

Auf diese Weise spürt oder fühlt man unmittelbar die Vorteile einer Arbeit mit dem Lichtkörper (Aura-Soma), wie sie über die Molekularstruktur des Wassers gespeichert und übertragen werden. Dieser Ansatz ist für Lehrer und Practitioner des Aura-Soma-Systems genauso hilfreich und nützlich wie für Menschen, die ganz neu zu Aura-Soma gekommen sind.

Es bereitet mir eine große Freude, dieses neue und erste Buch zum Thema Aura-Soma-Resonant-Watersticks vorzustellen. Ich wünsche Ihnen, den Lesern und Leserinnen, dass Sie daraus künftig großen Nutzen ziehen.

Liebe und Licht,

Mike Booth
Tetford
England
27th July 2009

Übersetzung des Vorworts durch Wulfing von Rohr

Vorwort von Josef Erlmoser

Durch die Arbeit mit der Mikroskopfotografie habe ich voller Demut die einzigartige Vielfalt des Wassers kennen und achten gelernt. Mit freudigem Staunen habe ich die Entwicklung dieses wundervollen Werkzeugs für die Wasserenergetisierung verfolgt. Ich selbst verwende seit ihrer Entstehung die Aura-Soma-Resonant-Watersticks für mein Wasser und habe dadurch große Veränderungen erlebt. Es ist sehr berührend, einer Hüterin des Elements Wasser in Dir, liebe Barbara, begegnet zu sein. Ich danke Dir für Deine Arbeit, Deinen Mut und Deine unerschütterliche Liebe zu diesem Element und wünsche mir, dass viele Menschen wieder verstehen lernen, welche Wunder Wasser für uns beinhaltet.

Josef Erlmoser

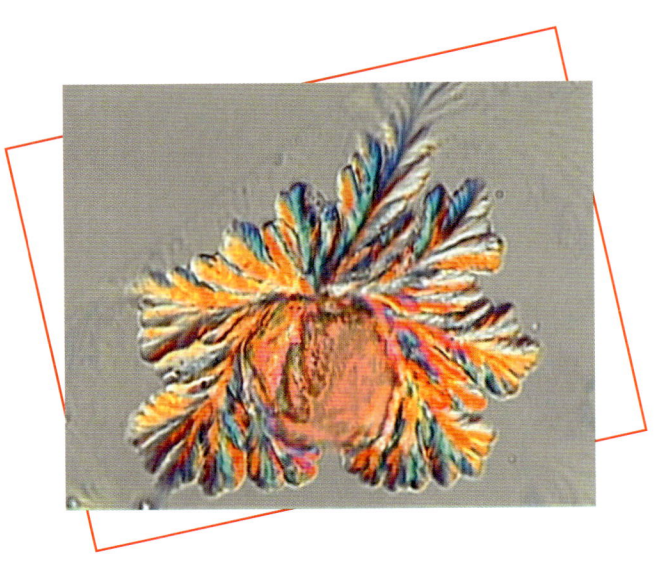

Wasserkristallbild des WS 72 (Der Clown/Pagliacci)

Einleitung

Wenn wir uns bewusst machen, was es bedeutet, dass unser Körper zu mehr als 70% aus Wasser besteht, verstehen wir auch, wie wichtig die energetische Qualität unseres Trinkwassers ist. Jede Zelle unseres Körpers wird durch das Wasser, das wir trinken, erfüllt. Wasser ist, wie wir wissen, das Element der Gefühle und das Element, das uns im Lebensfluss hält. Wasser ist Bewusstsein oder Erwachtheit. Trinken wir energetisch hochwertiges Wasser, so können wir unseren Körper und unsere Lebensenergie auf eine ausgewogene oder höhere Energie bringen. Das gesamte Universum besteht aus Lichtschwingung. Diese Schwingung erzeugt je nach Frequenz mehr oder weniger feststoffliche Materie. Auch Farbe, die für uns Menschen sichtbar ist, schwingt in einer bestimmten Lichtfrequenz. Wir selbst bestehen ebenfalls aus dieser Lichtschwingung, einer Schwingungsfrequenz, die niedrig genug ist, damit Materie, also unser Körper, entstehen kann. Licht beinhaltet immer alle Regenbogenfarben. Man könnte nun vereinfacht sagen, dass wir verdichtetes Licht sind, das danach strebt, vollkommen zu sein und wieder alle Farben zu integrieren, die unser Körper und unsere Aura durch die irdischen Herausforderungen verliert. Dies ist häufig mit dem Verlust von Lebensfreude oder Harmonie oder auch mit energetischen Blockaden

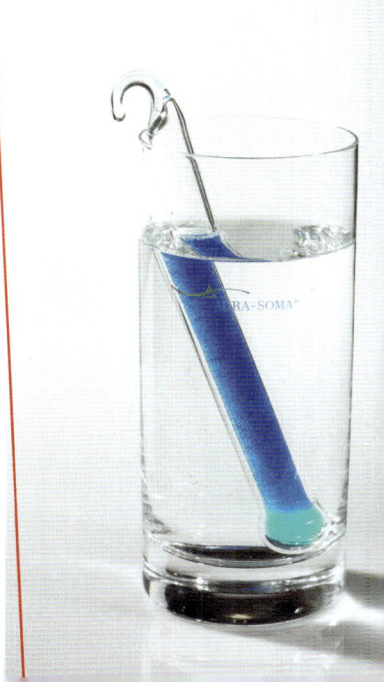

verbunden. Bringen wir jedoch die Farbe in unser System zurück, so haben wir wieder mehr Lebensfreude, Kraft und Energie zur Verfügung. Die einfachste Art, unseren Körper und unser Energiefeld mit Farbe anzureichern, ist, mit Farbenergie angereichertes Wasser zu uns nehmen. Aber wie bringen wir die Farbe und ihre jeweilige Energie ins Wasser, sodass diese auch von den Zellen und den feinstofflichen Körpern aufgenommen werden?

Eine der revolutionärsten und einfachsten Möglichkeiten zur Energetisierung von Wasser ist die Verwendung des Aura-Soma-Resonant-Watersticks. Mikroskopische Aufnahmen der Wassermoleküle zeigen, wie das Wasser durch den Waterstick mit dem gesamten Farbspektrum des Regenbogens angereichert wird. Durch das Trinken dieses energetisierten Wassers haben wir die Möglichkeit, unseren Körper bei der Anpassung an die Energien auf der höheren Schwingungsfrequenz zu unterstützen und ihn somit auf die Entfaltung und die Entwicklung des Lichtkörpers einzustimmen. Diesen Prozess der spirituellen Entwicklung können wir täglich durch die Aufnahme des Farbwassers auf einfache und gesunde Art und Weise fördern. Wir reichern also 70% unseres Körpers, und gleichzeitig unserer Energiefelder, mit hoch energetischem Wasser an.

Sobald jeder Mensch verstanden hat, dass unser Körper das Gefährt ist, das unsere Seele beherbergt, und dass dieses Gefährt auf der Lebensreise unerlässlich ist, erhält der Körper einen neuen Stellenwert im Aufstiegsprozess.

Mein persönliches Verständnis ist, dass der Körper als Gefährt die Geschwindigkeit der Lichtkörperentwicklung, so wie jedes Fahrzeug, erheblich mitbeeinflusst. Die Summe der Bewusstheit jeder einzelnen Zelle macht letztlich die Bewusstheit des Körpers und auch unseres gesamten Seins aus. Die Aufnahme von energetisiertem, hoch schwingendem Wasser trägt sehr viel zum persönlichen Erwachen und zum Aufstieg jedes Menschen bei.

Der Aura-Soma-Resonant-Waterstick ist sowohl für das Trinkwasser als auch für das tägliche Nutzwasser einsetzbar. Durch die Licht- und Farbschwingung, die wir mit seiner Hilfe dem Wasser zurückgeben, tragen wir nicht nur zu unserer eigenen Schwingungserhöhung bei. Wir unterstützen auch die Tier- und Pflanzenwelt, indem wir dieses energetisierte Wasser möglichst umfangreich und großzügig einsetzen. Wasser ist Bewusstsein, deshalb ist die energetische Qualität von Wasser von höchster Bedeutung auf unserem Planeten, der, wie der menschliche Körper, zum größten Teil aus Wasser besteht.

Was ist Wasser?

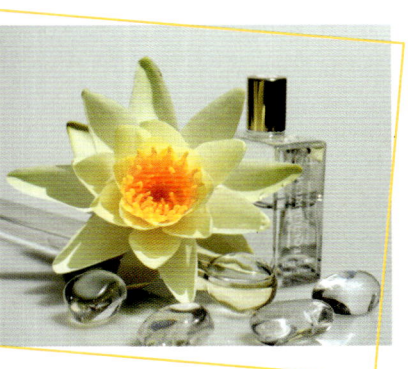

In einer alten Weisheit der Ureinwohner Neuseelands, den Maori, heißt es »Wenn wir das Wasser betrachten, sehen wir immer auch uns selbst.« Unser Umgang mit dem lebendigen »Lebensmittel« Wasser spiegelt unserer Verhältnis zur Natur, zu allem Lebenden und letztlich auch zu uns selbst wider.

Was bedeutet also Wasser für uns?

Wasser ist der Ursprung allen Lebens, dies geht aus den Schöpfungsmythen vieler Kulturen hervor. Wasser ist die Quelle des Lebens. Dies wird uns nun, nach einer langen Zeit des sorglosen Umgangs mit dem Lebewesen Wasser, wieder immer mehr bewusst. Wasser ist auch Bewusstsein.

In der Wasserforschung werden neben der anerkannten Naturwissenschaft auch immer häufiger unkonventionelle, außeruniversitäre Wege eingeschlagen. Erste Ansätze einer ganzheitlichen, holistischen Betrachtungsweise des Lebewesens Wasser führen zu erstaunlichen Ergebnissen. Viele Forscher betrachten das Thema Wasser nicht mehr nur unter rein naturwissenschaftlichen, physikalischen oder chemischen Gesichtspunkten, sondern entwickeln eine intuitive Art, sich dem Forschungsgebiet Wasser und seinen Geheimnissen zu nähern. Die heutige Wasserforschung steht noch am Anfang und wir können gespannt darauf sein, wohin die Reise geht. Immer häufiger lassen Forscher eben auch den spirituellen Aspekt ihrer Arbeit mit und um das Wasser einfließen.

Unser Wasser erfährt endlich auch wieder in der Öffentlichkeit die Aufmerksamkeit, die ihm zusteht. Das Wasser ist »der Quell des Lebens«. Bereits Thales von Milet beschrieb das Wasser ca. 600 v. Ch. Mit folgenden Worten: »Das Prinzip aller Dinge ist Wasser. Aus Wasser ist alles und ins Wasser kehrt alles zurück.«

Es stellt sich jedoch die Frage, ob das Wasser, das wir zu uns nehmen, auch die Kraft der Quelle des Lebens in sich trägt, wie wir sie für unsere Lebenskraft benötigen. Viele namhafte Persönlichkeiten von Paracelsus über Victor Schauberger bis zu der größer werdenen Zahl von Wasserforschern unser Zeit machen uns darauf aufmerksam, wie wichtig die Quellwasserqualität dafür ist, das Leben auf unserer Mutter Erde zu sichern.

Wir nehmen jedoch fast ausschließlich technisch aufbereitetes oder in Flaschen abgefülltes Leitungs- bzw. Mineralwasser zu uns, das nicht über die Qualität und die Lebenskraft verfügt, die reines Quellwasser enthält. Der Mangel an Lebenskraft spendendem Wasser zeigt sich immer häufiger in unserem Alltag. Die energetische Qualität des Lebewesens Wasser ist am Wasserhahn nicht mehr so hoch wie an den Quellen, obwohl die öffentlichen Wasserversorger ihr Bestes geben, um die Versorgung mit dem kostbaren Gut Wasser sicherzustellen. In vielen Büchern wurden die Gründe für den energetischen Mangelzustand des Leitungswassers bereits ausreichend thematisiert. Wir müssen lernen und all unsere Energie und Kraft darauf fokussieren, wie wir mit dem Wasser unseres Planeten behutsamer und fürsorglicher umgehen als in den letzten Jahrhunderten.

Da den meisten Menschen der tägliche Zugang zu frischem Quellwasser verwehrt ist und auch die Versorgung mit solch hochwertigem Wasser nur schwer realisierbar ist, stellt sich die Frage, was wir tun können, um uns mit der für den feststofflichen Körper, für den energetischen Körper und für den Lichtkörper so wichtigen Lebenskraft zu versorgen. Die einfachste Lösung ist die energetische Aufbereitung des Wassers, z.B. mithilfe der Aura-Soma-Resonant-Watersticks.

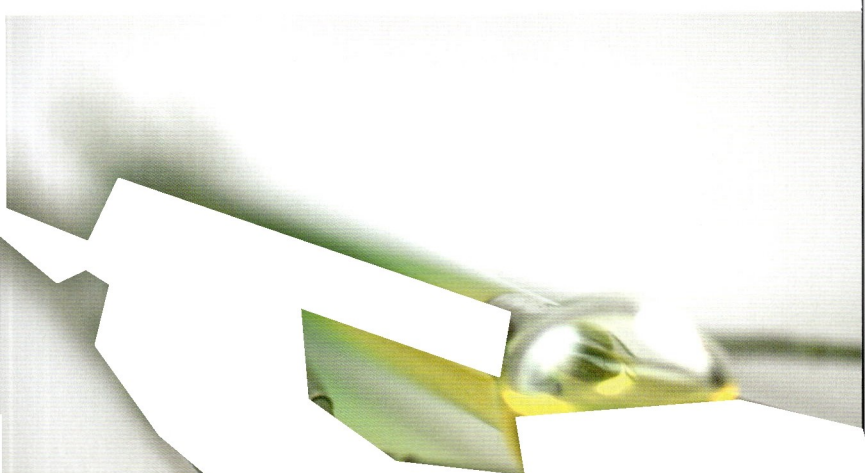

Entstehung der Aura-Soma-Resonant-Watersticks

Bei der Entstehungsgeschichte der Watersticks reihen sich die Begebenheiten wie Perlen einer Kette aneinander.

Im Frühling 2005 lagen einige Wochen intensiver spiritueller Erfahrungen hinter mir. Die letzten Tage hatten mich in die englische Ortschaft Glastonbury geführt. Auf der Autofahrt vom Flughafen nach Hause erschien plötzlich ein Aura-Soma-Resonant-Waterstick vor meinem geistigen Auge. Das Bild und der dazugehörige Name waren so klar, dass es für mich keinen Zweifel gab, dass dieser Waterstick bereits existierte. Ich hatte ihn bestimmt schon einmal gesehen.

Kurz danach führte mich eine Reise wieder nach England, diesmal nach Dev Aura, der Wirkungsstätte Vicky Walls. Ich fragte im Mutterhaus von Aura-Soma nach dem Waterstick, wurde aber nur verwundert angesehen und darüber informiert, dass es solch ein Produkt nicht gäbe. Weil das Bild aber so klar war und mich nicht mehr losließ, fragte ich nach, ob Interesse bestünde, diese Watersticks zu entwickeln. Als Antwort erhielt ich, dass ich mich nach der Entwicklung und Herstellung gerne noch einmal melden könne.

Nach meiner Rückkehr nach Österreich ging ich sofort an die Arbeit. Zuerst musste ich einen Glasbläser finden. Es dauerte keine zwei Wochen und ich stand im Atelier des Glasbläsers Thom Feichtner, dessen Atelier »The Spirit of Glas« hieß. Mein eigenes Geschäft heißt »Avalon Spirit & Soul« und ich bezeichnete es immer mit »The Spirit & Soul of Avalon«. Ich sah darin einen Hinweis darauf, dass mein Weg der richtige war. Es stellte sich heraus, dass dieser Glasbläser genau die richtige Person für diese hoch energetische Arbeit war.

Die ersten Watersticks wurden noch an diesem sonnigen Frühlingstag geboren. Sie sahen wunderschön aus. Für mich stellte sich nun die Frage, ob diese schönen Stäbe etwas mit dem Wasser tun, und was passieren würde. Ein paar Wochen davor war ein älterer Herr bei mir gewesen. Wir hatten uns darüber unterhalten, dass er seit 20 Jahren mithilfe der Mikroskopfotografie Blut und Wasserkristalle untersuchte. Leider sah ich keine Möglichkeit, ihn zu erreichen, da ich nicht einmal seinen Nachnamen kannte. Ich bat die geistige Welt um Hilfe und begann, täglich telepathische Botschaften auszusenden.

Nach einigen Tagen geschah das Außergewöhnliche. Der ältere Herr, Josef Erlmoser, rief mich an und sagte am Telefon: »Ich weiß nicht, warum ich Sie anrufe, aber seit Tagen habe ich das Gefühl, dass Sie mich rufen.« Wir trafen uns wenig später. Bei unserem Treffen wurde noch klarer, wie ungewöhnlich es war, dass er mich kontaktiert hatte. Ich erfuhr, dass er sich völlig zurückgezogen hatte und auch keine Aufträge mehr ausführte. Er forschte nur noch für sich.

Mein Projekt aber hatte sein Interesse geweckt, und er erklärte sich bereit, einige Aufnahmen zu machen.

Als die ersten Resultate vorlagen, war die Aufregung groß. Josef Erlmoser hatte noch nie farbige Wasserkristalle fotografiert. Durch die Aura-Soma-Resonant-Watersticks aber entstanden die wunderbarsten, farbigen Kristalle, die unter seinem Mikroskop sichtbar wurden. Nun wusste ich, dass die Watersticks nicht nur schön waren, sondern auch wirksam. Wasser, das aus Hochgebirgsquellen kommt, beinhaltet alle Regenbogenfarben. Aber auf dem Weg durch Leitungen und Aufbereitungsanlagen verliert das Wasser seine Buntheit.

Die Aura-Soma-Resonant-Watersticks
bringen diese Farben wieder zurück.

Die Stäbe beeinflussen aber nicht nur die Farbe des Wassers positiv, sondern auch seine Struktur. Wie man auf den Fotografien, die von getrockneten Wassertropfen gemacht wurden, sehen kann, bilden sich wunderschöne, geordnete Kristalle. Meine Freude und Aufregung über die gelungene Geburt dieses großartigen Produktes war entsprechend groß. Ich erkannte die Möglichkeiten, die uns allen mit den Watersticks gegeben wurden. Jeder Körper besteht etwa zu 70% aus Wasser. Wenn wir den täglichen Wasserbedarf durch dieses hoch energetische Wasser decken, ist das gleichzeitig eine große Unterstützung im Prozess der Schwingungserhöhung. Wir unterstützen unsere spirituelle Entwicklung durch das Trinken dieses Wassers und stärken zudem unseren feststofflichen Körper.

Für mich stellte sich nun nur noch die Frage, wie dieses großartige Produkt möglichst vielen Menschen zugänglich gemacht werden konnte. Ich stellte also die Watersticks, die Mikroskopaufnahmen und das zugehörige Informationsmaterial Aura-Soma vor. In England teilte man meine Begeisterung und die Watersticks wurden in die Produktpalette von Aura-Soma aufgenommen. Ich schenkte die Watersticks Aura-Soma und Mike Booth schenkte mir sein Vertrauen. Er betraute mich mit der Produktion dieses wundervollen Hilfsmittels zur Wasserbelebung. Jeder einzelne Stab ist ein Unikat, vom Glasbläser mundgeblasen, von mir per Hand befüllt und anschließend energetisiert.

Ich danke von ganzem Herzen meinem Mann Roland, der mich auf seine liebevolle Art unterstützt und der maßgeblich daran beteiligt ist, dass es die Aura-Soma-Resonant-Watersticks gibt.

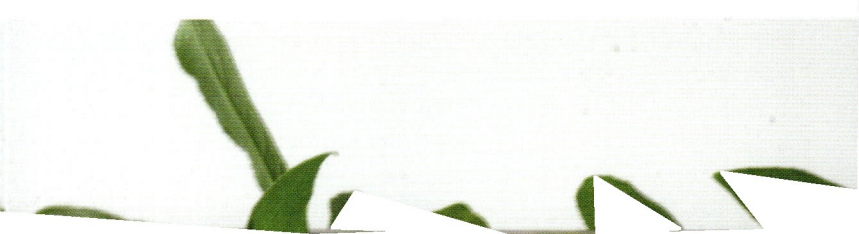

Energetisierung von Wasser durch die Aura-Soma-Resonant-Watersticks

Grundlegendes zum Thema Wasser

Woher kommt unser Wasser? Diese Frage können wir genauso wenig beantworten wie die Frage nach der Entstehung der Erde selbst. Geologen haben in sehr frühen Gesteinsschichten die Verwitterung durch Wasser nachgewiesen. Eine Theorie geht davon aus, dass das Wasser nicht von der Erde stammt, sondern aus dem All auf die Erde gekommen ist.

Doch woher das Wasser auch stammt, ohne Wasser ist kein Leben möglich. Wasser ist ein außergewöhnliches Element. In der flüssigen Form ist es der Quell allen Lebens, das Elixier des Organischen. Im kristallinen Zustand unterbricht es die vitalen Vorgänge, im Eis erstarrt fast alles. Im gasförmigen Zustand stellt es eine Verbindung zwischen den sichtbaren und den unsichtbaren Welten her. Nüchtern betrachtet besteht Wasser aus zwei Wasserstoffatomen und einem Sauerstoffatom. Die chemische Formel dafür lautet H_2O. Die Wassermoleküle sind in sich angewinkelt, die zwei Wasserstoffatome bilden mit einem Sauerstoffatom einen Winkel von 104,5°. Außerdem sind die Wassermoleküle elektrisch unterschiedlich geladen. Das Sauerstoffatom hat eine negative Ladung und die zwei Wasserstoffatome haben jeweils eine positive Ladung. Das Wassermolekül ist ein sogenannter Dipol, wie ein Magnet. Die einzelnen Wassermoleküle ziehen sich durch sogenannte Wasserstoffbrückenbindungen gegenseitig an. Wasser besitzt eine besonders hohe Oberflächenspannung, aus diesem Grund können kleinere Insekten sich auf der Wasseroberfläche fortbewegen.

Wasser – ein facettenreiches Lebewesen

Wasser ist das einzige Element, das sich uns in der Umwelt in allen drei Aggregatzuständen zeigt:
- in der festen Form als Eis,
- in der flüssigen Form als Wasser,
- in der gasförmigen Form als zum Teil unsichtbarer, von der Kraft der Sonne angetriebener Wasserdampf in der Luft.

Ohne Wasser läuft nichts.

Ein Lexikoneintrag zum Thema Wasser ist recht unspektakulär: Man kann nachlesen, dass Wasser eine klare, geruch- und geschmacklose sowie farblose Flüssigkeit ist. Sehen wir aber genauer auf das Wasser, entdecken wir, dass das Wasser etwas ganz Besonderes ist. Wasser ist die wichtigste Substanz auf unserem Planeten, ohne Wasser gäbe es kein Leben. Etwa 71% unserer Mutter Erde sind vom Wasser bedeckt, dies entspricht einer Wassermenge von ca. 1,4 Billiarden Litern Wasser. Trotz dieser großen Menge ist Wasser unendlich kostbar. Nur etwa 3,5% des gesamten Wasservorrats ist Süßwasser, also trinkbar, der Rest ist Salzwasser. Auch der Mensch besteht zu mehr als zwei Dritteln aus Wasser und alle Stoffwechselvorgänge im menschlichen Körper stehen mit Wasser in Verbindung. Es gibt sogar Tiere, wie z.B. die Quallen, die aus bis zu 99% Wasser bestehen. Auch die Pflanzen benötigen für die Fotosynthese Wasser, um den lebensnotwendigen Sauerstoff zu produzieren.

Wasser – eine perfekte »Lebensform«

Die Lichtdurchlässigkeit des Wassers ist für das Leben im Meer von großer Bedeutung. Wasser ist bei Temperaturen zwischen 0°C und 100°C in flüssigem Zustand vorzufinden. Es ist ein Wärmespeicher und einer der wichtigsten Temperaturregulatoren. Eine weitere wichtige Eigenschaft des Wassers ist, dass es ein ausgezeichnetes Lösungsmittel ist. Es löst Feststoffe, Gase und Flüssigkeiten und reichert sich mit Salzen an, die im menschlichen Körper für den Nährstofftransport wichtig sind. Auch die gelösten Mineralien, Salze und der Sauerstoff sind lebensnotwendig für verschiedene Lebewesen, deren Lebensraum das Wasser ist. Durch diese Eigenschaft unterstützt Wasser auch den menschlichen Organismus bei allen wichtigen Vitalfunktionen.

Wasser – zwischen Wissenschaft und Mythologie

Dem britischen Naturforscher Henry Cavendish (1731–1810) wird der Nachweis der chemischen Zusammensetzung des Wassers zugeschrieben. Durch das Verbrennen von unterschiedlichen Mengen an Wasserstoff und Sauerstoff konnte er die Zusammensetzung von Wasser bestimmen und beweisen, dass Wasser kein Element ist, sondern chemisch gesehen eine Verbindung aus zwei Wasserstoffatomen und einem Sauerstoffatom.

Wir finden in allen Kulturen, selbst in den entferntesten Winkeln der Erde, Mythen und Legenden, die davon berichten, dass Wasser bei der Entstehung des Lebens eine zentrale Rolle spielte. Es ist erstaunlich, dass sich diese Mythen überall auf unserem Planet unabhängig voneinander entwickelt haben.

Mythologie und moderne Wissenschaft haben eines gemeinsam: beide sehen im Wasser die Wiege des Lebens. Lediglich die Symbolik des Wassers unterscheidet sich in den unterschiedlichen Betrachtungsweisen.

Viele Mythen und Legenden rund um das Wasser zeugen davon, dass Wasser die Quelle der Weisheit und der Wahrheit ist. Wasser wurde schon immer als Informationsträger und als Träger des den Menschen verborgenen Wissens angesehen. Es beherbergt die Geheimnisse des Lebens, die der Mensch noch nicht erkannt hat. Wir können zwar das Wasser bis in die kleinsten Teile zerlegen, doch unserem Verstand entzieht es sich in seinen Anomalien und seiner Rätselhaftigkeit fast völlig.

Viele Anomalien des Wassers kann uns die Wissenschaft zwar erklären, jedoch sind ihr die Ganzheit des Wassers und die Zusammenhänge um das Wesen des Wassers bis heute verborgen geblieben.

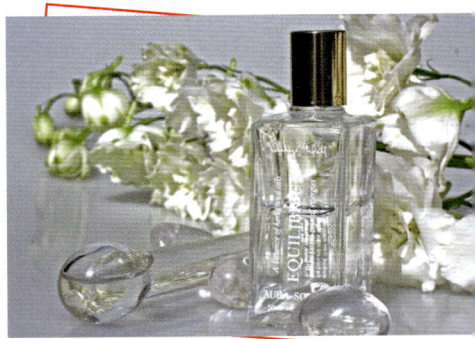

Wasser wird in der chinesischen Tradition seit vielen Jahrhunderten, auch bereits vor unserer Zeitrechnung, als Element angesehen. Diese Vorstellung war auch im abendländischen Kulturkreis bis ins Mittelalter verbreitet. So betrachteten bereits die griechischen Philosophen das Wasser als den wichtigsten Grundstoff unserer Erde. Für sie symbolisierte es das Prinzip aller Dinge, das Element, aus dem alles kommt und zu dem alles zurückkehrt. In der chinesischen Elemente-Lehre zählt Wasser neben Feuer, Erde, Holz und Metall zu den Elementen. Bereits Empedokles, ein Vorsokratiker, erkannte Wasser als ein Element an. Plato ordnete dem Element Wasser das Ikosaeder, ein reguläres Vieleck, als einen der Platonischen Körper zu.

Für den blauen Planeten Erde ist das fließende Wasser das wichtigste Erkennungsmerkmal. Wasser gilt als das erste Element, als die Mutter aller Dinge. Durch seine Vermischung mit dem Feuer entstand dem Schöpfungsmythos zufolge die Welt:

Im germanischem Schöpfungsmythos schmolzen die Funken Muspelheims die von Norden eindringenden Eisströme. Beim Aufeinandertreffen der Elemente entstanden der Urriese Ymir und die Urkuh Audhumla.

Avanyu, eine Wasserschlange aus der Mythologie der Hopi, bestraft nach der Überlieferung jeden, der dem Element Wasser schadet. Wird Avanyu erzürnt, verwandelt sie sich in die Feuerschlange, die dann erbarmungslos wütet.

Die Liebesgöttin Aphrodite entstand durch die Verbindung von irdischem Wasser mit der himmlischen Zeugungskraft. Sie steht nicht nur für die Liebe, sondern auch für die große Mutter, die Mutter allen Lebens.

Wir finden in allen Mythen rund um das Wasser Gottheiten, Nymphen und Naturwesen, die im Wasser leben. Diese Wesen schützen das Wasser und wachsen durch die Resonanz mit den Menschen.

Wasser wurde auch seit jeher für Orakelzwecke verwendet, viele Orakelstätten stehen mit Wasserquellen in Verbindung. In der Alchemie stellt die Verbindung der offensichtlich unvereinbar scheinenden Elemente Wasser und Feuer ein großes Ziel dar. Zur Realisierung dieses Ziels bedarf es des fünften Elements, des Äthers, der Quintessenz.

Wie wird aus Wasser Trinkwasser?

Trotz der großen Wasservorkommen auf der Erde gibt es einen Mangel an qualitativ hochwertigem Wasser, da viele unserer Gewässer mit diversen Schadstoffen, wie z.B. Keimen, Bakterien, Pestiziden, Nitraten oder Nitriten, verseucht sind. Ein Teil des Trinkwassers wird aus dem sogenannten Oberflächenwasser, aus Seen und Flüssen, gewonnen. Hier ist der Aufwand für die Aufbereitung des Wassers, bis es den Trinkwasserverordnungen entspricht, am größten. Am besten geeignet für die Trinkwasserversorgung ist das Grundwasser. Jedoch kann es auch verunreinigt sein oder unerwünschte Stoffe, wie z.B. Mangan oder Eisen, enthalten. Auch im Grundwasser finden sich immer öfter Rückstände von Medikamenten wie Antibiotika oder chemischen Verbindungen aus der Kunststoffindustrie. Je nach Belastung wird das Wasser mit verschiedenen technischen Verfahren vom Rohwasser zum Trinkwasser aufbereitet.

Zum Beispiel wird Eisen oder Mangan unter Zugabe von Sauerstoff aus dem Wasser entfernt oder das Wasser wird gefiltert. Die Einleitung von Ozon tötet Bakterien ab. Die Wasserwerke sorgen dafür, dass unser Trinkwasser

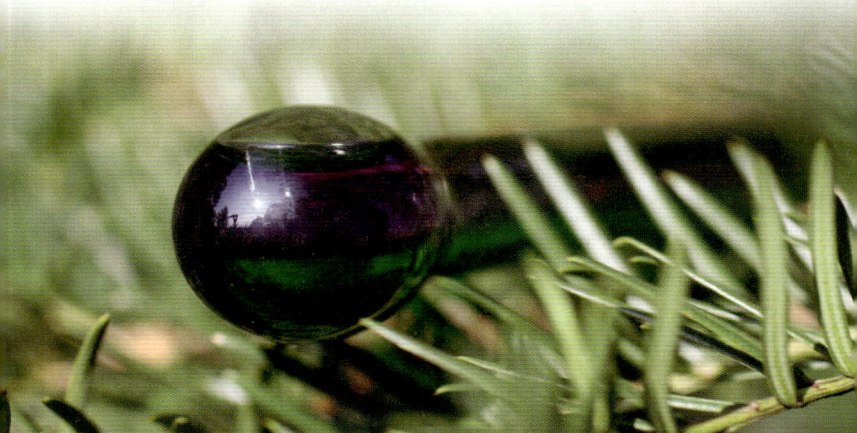

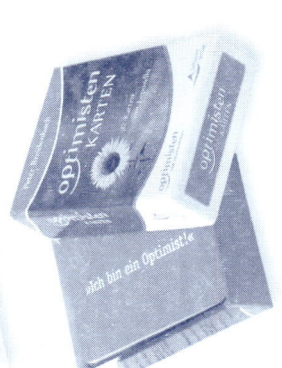
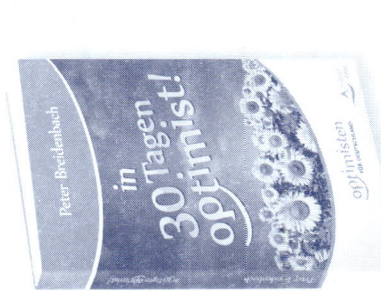
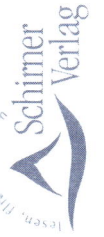

Alle Angaben werden vertraulich behandelt.
* Der Newsletter kann jederzeit abbestellt werden.

Name/Vorname: _____

Straße: _____

PLZ, Ort: _____

E-Mail: _____

Telefon: _____

Geburtsdatum: _____

Bitte senden Sie mir:

☐ weitere Informationen aus dem Schirner Verlag

☐ den Schirner Newsletter (nur als E-Mail*)

☐ das Schirner Seminarprogramm

Diese Karte entnahm ich dem Buch: _____

Würden Sie dieses Buch weiterempfehlen? _____

Vielen Dank!

Antwort

Schirner Verlag
Elisabethenstr. 20 – 22
D-64283 Darmstadt

Das Porto
übernehmen
wir für Sie!

keimarm, farblos und geruchlos wird. Wasser speichert jedoch Informationen, und dieses bleiben häufig in Form von energetischen Botschaften, denen das Wasser auf seinem Weg bis in unsere Haushalte begegnet, bestehen. Wir nehmen diese Informationen dann oft in höchster Potenz zu uns, da sie vielfach verdünnt und verschüttelt in unserem Organismus ankommen. Die energetische Botschaft des Wassers sollte uns mindestens genauso wichtig sein wie seine Reinheit.

Und wie viel kostbares Trinkwasser brauchen wir?

Der Wasserbedarf eines Menschen richtet sich nach seinem Alter und seinem Gewicht. Ein junger Mensch von ca. 50 kg Körpergewicht sollte täglich zwei bis zweieinhalb Liter Wasser zu sich nehmen. Ein Erwachsener von ca. 75 kg Körpergewicht sollte zwischen zweieinhalb und vier Liter aufnehmen. Wir können zwar in Extremsituationen mit einer relativ geringen Menge Wasser unser Leben für einen kurzen Zeitraum aufrechterhalten, im Normalfall können wir aber nur bis zu vier Tage ohne Wasser überleben. Der Stoffwechsel in unserem Körper funktioniert am besten, wenn dem Körper ausreichend Wasser zur Verfügung steht.

Wasser ist das wichtigste Transport- und Lösungsmittel für den menschlichen Körper. Es spaltet und transportiert Salze und Mineralstoffe, löst unter anderem Vitamine, Proteine und Hormone und verdünnt die Magensäure. Beim Übergang vom Dünndarm in den Blutkreislauf entfaltet das Wasser jedoch erst sein volles Potenzial. Durch den Blutkreislauf gelangt es an alle Stellen des Körpers, an denen es gebraucht wird. Einige Moleküle verlassen dann den Blutkreislauf, treten ins Gewebe und in die Zellen über und geben diesen den Sauerstoff und die nötigen Nährstoffe.

Viele Menschen trinken zu wenig!

Wir Menschen verfügen über kein inneres Wasserreservoir. Je nach Anforderung verliert unser Körper Flüssigkeit, sogar im Schlaf verlieren wir durchschnittlich etwa 0,2 Liter. Mit der körperlichen Anstrengung steigt der Flüssigkeitsverlust kontinuierlich an. Da in unserer Nahrung meist nur wenig Wasser enthalten ist, müssen wir die notwendige Flüssigkeit durch Trinken zu uns nehmen. Besonders Getränke mit gelösten Salzen sind effektive Quellen zur Versorgung unseres Wasserhaushalts, denn die Salze sorgen dafür, dass der Körper die Flüssigkeit schneller aufnehmen kann.

Wassermangel wird auch in unseren Breiten, in denen ausreichend Trinkwasser zur Verfügung steht, für viele Krankheiten verantwortlich gemacht, z.B. für Diabetes, chronische Müdigkeit oder für Schlaganfälle. Die Aufnahme einer ausreichenden Flüssigkeitsmenge wird auch als der »Königsweg« für die Gesundheit bezeichnet. Bereits ein Wasserverlust von ca. 15% kann zum Verdursten führen. Bereits bei einem Flüssigkeitsverlust von drei bis vier Prozent beginnt der Körper, dem Blut Wasser zu entziehen. Als Folge davon dickt das Blut ein und Kopfschmerzen, Müdigkeit und Krämpfe können auftreten. Dies sind typische Symptome einer Dehydration. Viele weitere Krankheitssymptome werden durch Wassermangel ausgelöst. Wasser hilft uns, gesund und vital zu bleiben.

Rätsel »Rund ums Wasser«

Das »Lebewesen« Wasser gibt uns so manches Rätsel auf. Es existiert auf der Erde kein Lebewesen, das komplett ohne Wasser auskommen kann. Wasser ist in allem

Lebenden und in allen Nahrungsmitteln in irgendeiner Form enthalten. Überall finden wir Wasserstoff und Sauerstoff in Verbindung mit drei bis vier weiteren Elementen, lediglich die Zusammensetzung variiert.

Eine Eigenart des Wassers sind die sogenannten Cluster. Dies sind Molekülketten von ca. 400 Molekülen, die über die Wasserstoffbrückenbindung zusammengehalten werden. Die Clusterstruktur ist der Grund für die Geruchlosigkeit des Wassers. Wasser ist bei 4°C am schwersten und nicht im festen Aggregatzustand (als Eis), wie man vermuten könnte. Wasser hat bei 37°C die Eigenschaft, besonders flüssig zu sein und eine starke Bindungsfähigkeit aufzuweisen. Es ist sicherlich kein Zufall, dass unsere normale Körpertemperatur bei 37°C liegt und dass wir zu zwei Dritteln aus Wasser bestehen wie auch unser Planet.

Das Mysterium Wasser hält jedoch viel mehr für uns bereit als diese, auf die physische Ebene bezogenen Informationen. Wasser ist trotz seiner Sanftheit eines der stärksten Elemente auf dieser Erde. Es hat die Kraft, alles zu überwinden oder aufzulösen. Wasser ist Binde- und Lösungsmittel zugleich und es bezwingt die

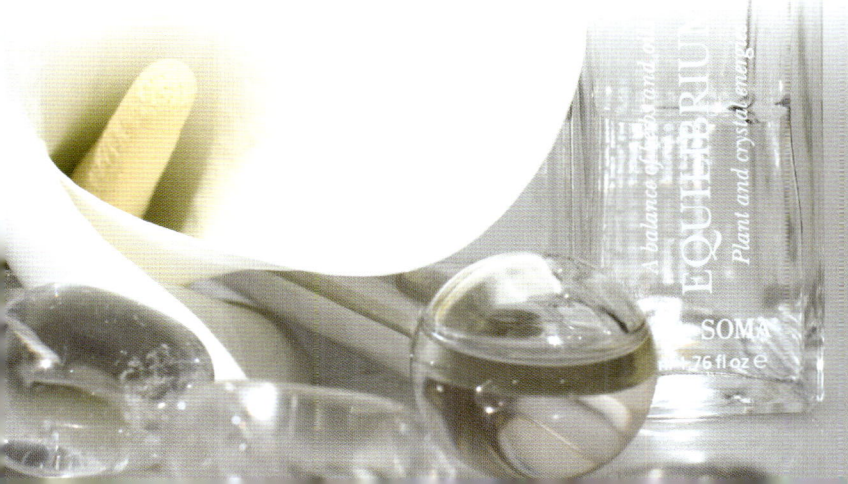

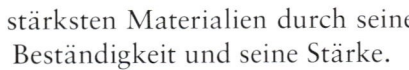

stärksten Materialien durch seine Beständigkeit und seine Stärke.

In der fernöstlichen Philosophie symbolisiert der Weg des Wassers, das Yin und Yang, den Weg der Wandlung, den Kreislauf des Lebens. Bereits Samuel Hahnemann, der Begründer der Homöopathie, hat erkannt, dass das Wasser über ein Gedächtnis verfügt. Die Forschungen der letzten Jahre konnten immer mehr Beweise für die Richtigkeit dieser These finden. In der Physik lässt sich jedoch keine ausreichende Erklärung für diesen »energetischen Umstand« oder »Zustand« des Wassers finden. Therapieformen, die auf diesem Umstand basieren, wie z.B. die Homöopathie, der Einsatz verschiedener Schwingungsessenzen oder auch die energetische Wasserbelebung, stoßen auf Unverständnis oder finden als »esoterischer Unfug« keine ausreichende Beachtung, obwohl die Wirksamkeit dieser Methoden in vielen Studien und Berichten bestätigt wurde. Es finden sich jedoch in der Quantenphysik immer mehr Lösungsansätze, die zu einem größeren Verständnis von Energien und Schwingungsmustern führen. Auch wenn die Quantenphysik nur erste Ansätze zu bieten hat, können wir auf die zukünftigen Erkenntnisse der Forschung gespannt sein, zeigt sie doch bereits heute, dass es in der Natur mehr gibt, als uns die klassische Forschung bisher erklären konnte. Durch die neuen Erkenntnisse aus der Quantenphysik findet vielleicht ein Umdenken in Bezug auf feinstoffliche Energien statt. Durch diese Entwicklung sind derzeit bereits Tendenzen dahingehend zu erkennen, dass der Umgang mit allen Dingen in unserem Leben neu zu bewerten ist. Diese Erkenntnisse werden zu einem Umdenken, einer neuen Achtsamkeit in unserem Denken und unserem Handeln und hoffentlich zu einem besseren Umgang mit allem Lebendigen führen.

Wasser wurde in allen Kulturen als Heilbringer verehrt und es findet auch in unserer modernen Zeit immer mehr Bedeutung als Heilmittel. Alte Heilquellen erfahren heute wieder die Wertschätzung, die ihnen zusteht. Wir alle wissen, wie wichtig es ist, Wasser zur Unterstützung des Stoffwechsels zu trinken. Wir vergessen dabei nur häufig, dass Wasser nicht nur den Stoffwechsel auf unserer grobstofflichen Ebene unterstützt, sondern auch essenziell auf unserer feinstofflichen Ebene wirkt. Es ist der Energiespender für unseren feinstofflichen Körper. Wasser ist immer in Bewegung, auch in scheinbar ruhigen Seen ist es durch die Transformation vom flüssigen in den gasförmigen Zustand immer in Bewegung.

Beim Übergang von der flüssigen in die gasförmige Form findet die Löschung der gespeicherten, zum Teil negativen Informationen des Wassers statt. Es wird frei für die reinen Informationen des Lichts aus den höheren Sphären und so kann es als Leben spendendes Element auf die Erde zurückkehren und seinen Weg neu beginnen.

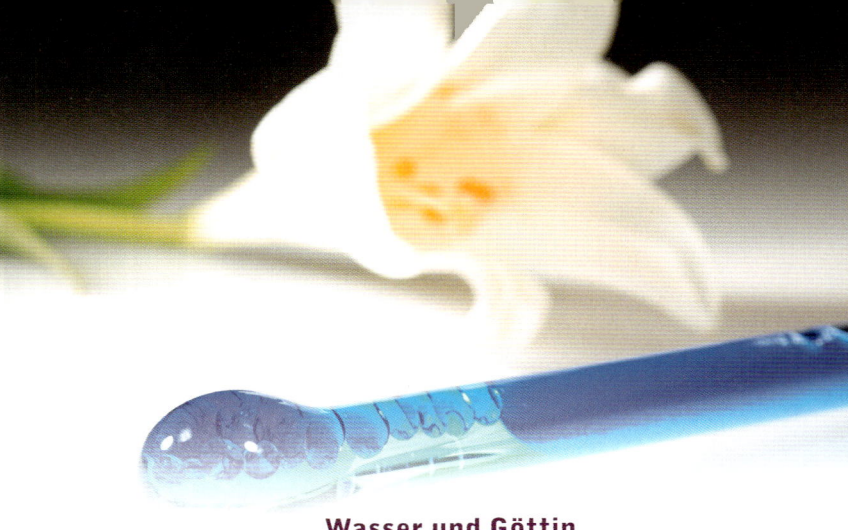

Wasser und Göttin

Im Wasser verbirgt sich die Matrix des Universums, die Informationen des Lebens, es beinhaltet das tiefe universelle Wissen der Göttin. In allen Göttinnenkulturen ist das Wasser das zentrale Element. Es präsentiert sich facettenreich und trägt das Wissen um die Göttin in sich. Das Wasser bringt diese Informationen in die dreidimensionale Welt. Durch den Austritt an der Quelle, an der Oberfläche unserer Mutter Erde, ist es der Bote für die Informationen der Matrix und ein Mittler zwischen den Welten und Dimensionen. Die Matrix ist die reine Energie, das Ursprungsbewusstsein. Sie ist die Information des Lebens, die Göttin, der Geist, der Gott und existiert außerhalb von Raum und Zeit. Durch die Präsenz der Göttin im Wasser erfahren wir die Prinzipien des Lebens und der zentralen Schöpfungskraft. Das Wasser trägt den Keim der Göttin, den Keim des Lebens, in sich. Im Wasser finden wir die Energie der unfassbaren rätselhaften Göttin, die Geheimnisse der Anderswelt. Wenn wir lernen, das Wasser zu verstehen, lernen wir auch, die Botschaften des Lebens zu verstehen. Dann werden uns die Mysterien der großen Mutter, der Göttin, offenbart.

Energie und Farbe für unser Wasser

Im Umgang mit dem Wasser zeigt sich die Beziehung des Menschen zu seiner Umwelt. Wir sind nicht nur ein Bestandteil der Welt, sondern auch ein Spiegelbild unserer Umgebung. Viele Menschen haben die Anbindung an die Natur durch die hochtechnisierten Lebensumstände der modernen Zeit verloren, sie sind ein Spiegel der Technik. Auch das Wissen um die Zusammenhänge in der Natur ist uns nicht mehr präsent, die Zusammenhänge des Mikro- und des Makrokosmos, des Innen und Außen. Aber auch unser Leben ist diesen Gesetzen untergeordnet. Wir gehen mit den Elementen, den Naturwesen und der Göttin achtlos und sorglos um. Dieser Umgang mit der Mutter Erde und der Göttin stört das Gleichgewicht dieser Abläufe und kann ausschließlich negative Folgen für uns haben. Seit vielen Generationen ist das Wissen um diese Zusammenhänge bekannt, zurzeit erfährt es eine Renaissance und wird wieder stärker be- und geachtet. Der Kreislauf des Wassers ist mit dem Kreislauf des Blutes vergleichbar. Wasser durchzieht unseren Planeten in Flüssen wie Adern und Venen den menschlichen Körper. Das Blut ist für den Reinigungsprozess und die Versorgung mit der Lebensenergie Qi verantwortlich, so wie auch das Wasser unseren Planeten mit der Leben spendenden Energie versorgt.

Um die Wertigkeit des Wassers im Kosmos zu verstehen, müssen wird das Zusammenwirken der Elemente genauer betrachten. Viele Menschen kennen die Elemente-Lehre aus dem Fernen Osten, doch sie sind mittlerweile in unterschiedlichen Kulturen verankert.

Die Regeln des Zusammenwirkens der Elemente sind den bei uns lange Zeit gelebten Traditionen durchaus ähnlich. Die Grundelemente sind Erde, Feuer, Wasser und Luft, in der Alchemie und anderen philosophischen oder spirituellen Richtungen finden wir auch noch den Äther, die Quintessenz. In der chinesischen Elemente-Lehre gibt es neben Erde, Feuer, Wasser und Metall als fünftes Element das Holz. Das Zusammenspiel der Elemente sollten wir uns wieder stärker bewusst machen. So können wir die Lebensenergie, Spirit, Tao oder Qi, das im Wasser vorhandene Leben spendende Element, effizienter zur Entwicklung unseres Lichtkörpers nutzen.

Durch die Schöpfung des Menschen entstand der Mikrokosmos als Spiegelbild des großen Ganzen, des Makrokosmos. Im Menschen fließt durch den immer wiederkehrenden Kreislauf von Geburt, Leben und Sterben das Wasser, das so alt ist wie die Erde selbst. Das Wasser ist das Urwesen, das wir in vielen Schöpfungsmythen finden. Es durchströmt in Form von Flüssen die Welt und haucht ihr Leben täglich ein.

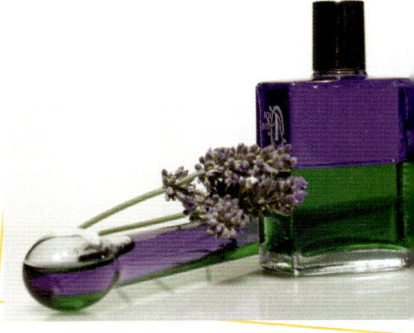

Das Wasser ist die Kraft der Wandlung. Es besitzt die Gabe, Unheil zu bannen, es ins Positive zu transformieren und die heilbringenden Energien zu verstärken. Mit Wasser reinigen wir nicht nur unseren Körper, wir pflegen durch das Wasser auch unseren Geist und unsere Seele. Die rituellen Waschungen, die wir in vielen Religionen der Welt finden, symbolisieren das Reinigen der Seele von Unheil und fördern gleichzeitig ein neues, befreites Leben.

Aura-Soma hat mit dem Aura-Soma-Resonant-Waterstick ein hilfreiches Werkzeug in die Welt gebracht, um den energetischen Mangel und den Lichtmangel in dem Wasser, das wir täglich zu uns nehmen, auszugleichen. In wissenschaftlichen Untersuchungen, die die Auswirkungen von unterschiedlich farbigem Licht auf das Wachstum von Pflanzen thematisierten, wurde festgestellt, dass je nach Farbe bestimmte Bereiche der Pflanzen stärker zum Wachstum angeregt werden. Der Einfluss von Licht auf das Wasser ist bisher leider nicht ausreichend bis gar nicht untersucht worden. Jedoch war bereits in den alten Kulturen die desinfizierende Wirkung des Sonnenlichts auf das Trinkwasser bekannt. Die UV-Strahlung hat eine keimtötende Wirkung.

Untersuchungen des Wassers, das mit einem Aura-Soma-Resonant-Waterstick energetisiert wurde, zeigen deutlich, dass die Informationen der Farben und des Lichts, die in den Stäben vorhanden sind, eine wunderbare Auswirkung auf das Wasser haben. Die Kristallbilder veranschaulichen die Vielfalt der Farben in den einzelnen Kristallen, wie sie sonst nur in wenigen Wassern zu finden ist. Die Formen und Farben der Kristalle zeigen, wie wichtig das gesamte Spektrum der Mineralien, der Pflanzen sowie der Farben und des Lichtes ist.

Die Anwendung der Aura-Soma-Resonant-Watersticks basiert auf der direkten Informationsübertragung. Die Informationen, die in dem Waterstick gespeichert sind, übertragen sich auf das zu informierende Medium, in diesem Fall unser tägliches Trinkwasser. Zu der Methode der direkten Informationsübertragung gab es bereits in den 1930er-Jahren von dem ukrainischen Biologen Alexander Gawrilowitsch Gurwitsch einige Versuche mit Hefepilzkulturen. Er infizierte Hefepilze mit Bakterien und setzte dann eine gesunde Kultur in einem geschlossenen Gefäß dem Einfluss der kranken Hefepilzkulturen aus, ohne dass beide Kulturen miteinander in direkten Kontakt kamen. Die Übertragung mit Krankheitsinformationen auf die gesunden Hefekulturen konnte nur bei der Verwendung von Quarzglas nachgewiesen werden. Biophotonen übten also einen Einfluss auf die gesunden Hefepilzkulturen aus und dienten der Übermittlung der entsprechenden Informationen von den kranken auf die gesunden.

Auf diese Weise prägt der Aura-Soma-Resonant-Water-

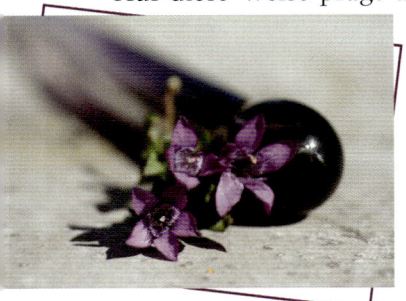

stick die in ihm gespeicherten Informationen dem Wasser ein und stellt uns so seine Energiequalitäten zur Verfügung. So können wir die energetische Tankstelle des Universums mithilfe der Watersticks durch das Energetisieren unseres Trinkwassers optimal nutzen. Bei allen Versuchen, das Element Wasser zu verstehen, entzieht sich sein Wesen unserem Verständnis. Der menschliche Geist stößt an seine Grenzen. Die Wissenschaft spricht vom anormalen Verhalten des Wassers. Wasser ist ein Wesen zweier Welten. Es vereinigt die stoffliche und die feinstoffliche Welt in sich und zeigt uns seit Anbeginn der Zeit den Weg zwischen diesen Welten. Es ist an der Zeit, das Wesen des Wassers neu zu erkennen und von ihm zu lernen, denn der Ursprung des Wassers reicht in für viele von uns verborgene Regionen des Seins hinein. Durch die Kombination des in vielen Religionen als »göttlich« bezeichneten Wassers und den Aura-Soma-Resonant-Watersticks erhalten wir die Möglichkeit, den Schöpfungsimpuls, den das Wasser in anderen Dimensionen aufgenommen hat, in seiner reinsten Form aufzunehmen. So manifestieren wir diesen kosmischen Fingerabdruck in uns und bringen ihn in die stoffliche, menschliche Ebene.

Herstellung des Aura-Soma-Resonant-Watersticks

Bei der Herstellung des Aura-Soma-Resonant-Watersticks wird, wie bei allen Aura-Soma-Produkten, höchste Sorgfalt und Liebe zum Detail als oberstes Gebot betrachtet. Das beginnt bei der Auswahl des Glases, das für die Stäbe verwendet wird. Wir benutzen medizinisches Laborglas, das frei von bleihaltigen Substanzen ist und auch eine gewisse Widerstandsfähigkeit hat. Die Reinheit des Glases ist sehr wichtig für die klare Energieübertragung der hoch energetischen Flüssigkeiten. Der Stab wird vom Glasbläser geformt und anschließend im Ofen nochmals erhitzt, um die Reinheit des Glases zu verbessern. Nach dem Auskühlen wird jeder einzelne Stab von Hand befüllt und danach vom Glasbläser wieder verschlossen.

Jeder Stab ist somit ein Unikat und kann niemals mit einem anderen Waterstick verglichen werden. Die Flüssigkeit im Inneren der Stäbe ist angereichert mit der Energie der Edelsteine, Pflanzen und Farben und den höchsten Energien aus den nichtstofflichen Bereichen. Außerdem wird die Flüssigkeit energetisiert, damit das Wasser als Helfer für die Entwicklung unserer Körper abgestimmt ist. Die Aura-Soma-Resonant-Watersticks sind nun gebrauchsfertig und können auf vielerlei Weise eingesetzt werden.

Die Hauptaufgabe der Stäbe ist die Energetisierung unseres täglichen Trink- und Brauchwassers. Dazu werden die Stäbe einfach in das Wasser gestellt. Bereits nach einigen Minuten weist es deutliche Veränderung auf. Es ist nun hoch energetisiert. Dieser Einfluss wird durch die Fotografie der Wasserkristalle sichtbar. Die Ausformung und die Farbe der Wasserkristalle haben sich verändert.

Das energetisierte Wasser sollte nun so oft wie möglich eingesetzt werden, sowohl als Trinkwasser für uns Menschen als auch als Wasser für unsere Tiere und Pflanzen. Mithilfe des Stabs lässt sich auch das Badewasser energetisch anreichern. Ich kann jeden Menschen nur dazu ermuntern, ein wunderbares energetisches Farbbad auszuprobieren. Der Körper wird so zu seiner vollen Kraft und Balance zurückfinden. Ein positiver Nebeneffekt solche eines Vollbades ist es, dass das energetisch sehr hochwertige Wasser in die Abwässer gelangt und dort seinen Teil zur energetischen Verbesserung des Brauchwassers und auch der gesamten Umwelt beiträgt. Wenn wir bei uns selbst, in unserem eigenen Haushalt damit beginnen, mit den Aura-Soma-Resonant-Watersticks zu arbeiten, verändern wir unsere Welt zum Positiven.

Der Stab lässt sich für alles einsetzen, was mit Wasser zu tun hat. Er verträgt große Hitze und kann daher auch für die Zubereitung von Tee verwendet werden. Weißer Pomander dient der Reinigung des Watersticks. So kann jeder Stab im Badezimmer, aber auch im Wasserkrug verwendet werden. Neben dem großen Einsatzgebiet und dem Nutzen für unser Wasser lässt sich der Stab auch für die Aktivierung von Akupunkturpunkten und zum Ausstreichen der Energiebahnen verwenden. Wunderbare Erfahrungen wurden auch bei seinem Einsatz zur Chakrenarbeit gemacht. Sie können die Stäbe auch zur Energetisierung von Praxis-, Wohn- oder Arbeitsräumen einsetzen. Sie sind ein wunderschöner Blickfang, wenn sie an energetisch wichtigen Positionen aufgehängt oder hingestellt werden. So harmonisieren sie den Raum und bringen ihn nach Feng-Shui-Kriterien wieder in seine höchstmögliche positive Ausrichtung. Die Einsatzmöglichkeiten der Stäbe sind noch lange nicht ausgeschöpft, da immer mehr Berichte von Menschen bei mir eintreffen, die voller Begeisterung ihre Erfahrungen mit den Stäben beschreiben.

Ich wünsche Ihnen viel Freude und Fantasie beim Einsatz Ihrer Aura-Soma-Resonant-Watersticks!

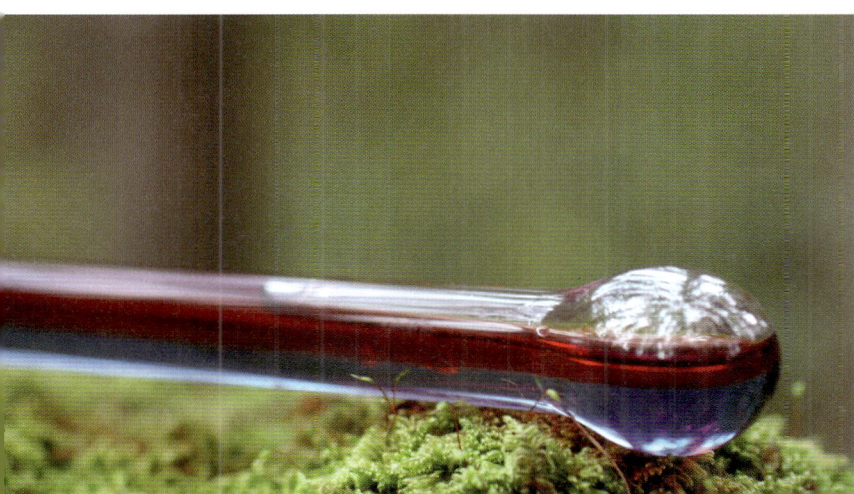

Wie wähle ich den für mich richtigen Stab aus?

Es gibt drei Möglichkeiten, wie Sie den Aura-Soma-Resonant-Waterstick auswählen können:

- Nehmen Sie den Stab, der Sie aufgrund seiner farblichen und/oder energetischen Aussage am meisten anspricht.
- Nehmen Sie einen Stab, der Ihrem Thema oder dem Hauptthema in Ihrer Familie entspricht. Wollen Sie z.B. die friedliche Kommunikation fördern oder den liebevollen Umgang miteinander oder soll die Fülle wieder mehr gelebt werden, so wählen Sie den entsprechen Waterstick aus. Lassen sie sich bei Ihrer Auswahl durch einen erfahrenen Aura-Soma-Berater unterstützen.
- Für diejenigen, die bereits mit Aura-Soma arbeiten, ist es empfehlenswert, den Stab zu verwenden, der zu der entsprechende Equilibrium-Flasche gehört. So unterstützen Sie die energetischen Prozesse optimal.

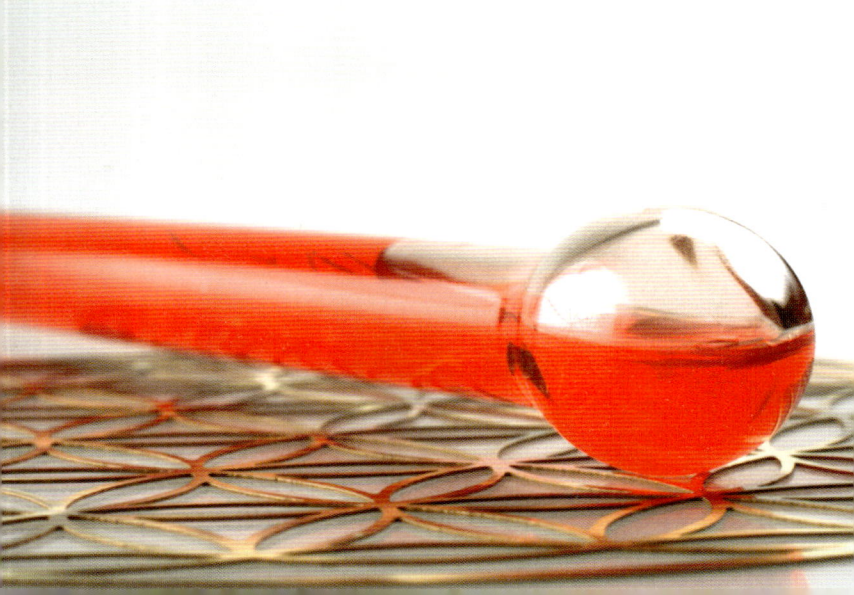

Was die Bilder
von Wasserkristallen zeigen

Erklärung der Kristallbilder

Aura-Soma-Resonant-Watersticks unterstützen uns bei der Bildung unseres Lichtkörpers. Durch die Arbeit mit den Watersticks und der Steigerung der Energiequalität des Wassers erfahren wir eine große Unterstützung bei der Arbeit mit unseren feinstofflichen Körpern. Die Kristallbilder, die Sie in diesem Buch finden und die die Wirkung der Watersticks dokumentieren, entstanden in einem Privatlabor des Forschers Josef Erlmoser. Er untersucht seit vielen Jahren mithilfe der Kristallbildanalyse die Qualitätsmerkmale verschiedener Gewässer und Quellen. Dieses Untersuchungsverfahren macht die Qualitätsmerkmale des Wassers für jeden sichtbar. In den Bildern, die das Mikroskop liefert, offenbaren sich diese Qualitätsmerkmale, positive wie auch negative, auf den ersten Blick. Bei der Kristallbild-Mikroskopfotografie geht es in erster Linie darum, die innere Struktur, die Energiequalität und die ursprungsnahe Güteklasse des Wassers darzustellen. Mit dieser Methode können keine chemischen Belastungen festgestellt werden, jedoch erkennen wir deutlich eine Beeinträchtigung der Wasserqualität. Viele Schadstoffe werden durch Filteranlagen zwar aus dem Wasser entfernt, sie hinterlassen jedoch ihre Informationen im sogenannten Gedächtnis des Wassers. Diese Informationen nehmen wir dann durch den Konsum des Wassers auf, und dies kann unter Umständen unseren Organismus beeinträchtigen.

Die Bilder des mit den Aura-Soma-Resonant-Water-sticks energetisierten Wassers zeigen deutliche eine Anhebung des gesamten Energiespektrums. Die Qualität der Kristalle und die Wiedergabe des Farbspektrums in den verschiedenen Bildern ist beeindruckend. Solch ein Farbspektrum ist nur in ganz wenigen Wasserproben zu finden. An dieser Stelle möchte ich auch erwähnen, dass die Bilder und insbesondere die Farben ohne eine Nachbearbeitung der Bilder zustande gekommen sind. Die Qualität der Kristalle ist einzigartig und ist sonst nur in wenigen ganz besonderen Gewässern und Quellen zu finden. Die Kristalle zeigen eine große Vollkommenheit in Form und Farbe. Die Aufnahmen des Wassers, das mit den Aura-Soma-Resonant-Watersticks energetisiert wurde, erheben keinen Anspruch auf Wissenschaftlichkeit, jedoch sind sie während der wissenschaftlichen Arbeit entstanden. Betrachten Sie die einzelnen Bilder, und lassen Sie die Kristalle für sich sprechen.

Die Aura-Soma-Resonant-Watersticks

Wie sie wirken und wofür sie gut sind
– eine Praxisanleitung für die ganzheitliche
Harmonisierung und Aktivierung der
Energiekörper und Chakren

Die Aura-Soma-Resonant-Watersticks bringen unser Trinkwasser auf ein energetisches Niveau, das wir sonst nur in den reinsten Quellen finden. Mit den Aura-Soma-Resonant-Watersticks erreichen wir eine Energetisierung des Wassers mit dem kompletten Farbspektrum, wie wir es sonst durch kein anderes energetisches Hilfsmittel erreichen. Die Mikroskopaufnahmen des energetisierten Wassers zeigen beeindruckende Verbesserungen in der Kristallstruktur und ein außergewöhnliches Farbenspiel in jeder Aufnahme. Zur Energetisierung Ihres Wasserbedarfs können Sie jede Farbvariante der Aura-Soma-Resonant-Watersticks verwenden. Die Vielfalt der Stäbe bietet Ihnen zusätzlich die Möglichkeit, gezielt einen Aura-Soma-Resonant-Waterstick zu wählen, der Sie durch eine bestimmte Lebenssituation begleitet. Wenn wir uns dazu entschließen, bewusst mit der Energiequalität des Stabes zu arbeiten, empfiehlt es sich, maximal zwei Stäben gleichzeitig zu benutzen, bis das zu behandelnde Thema abgeschlossen ist.

Waterstick 0[*]
Spiritueller Notfallstab/
Spiritueller »Erste-Hilfe«-Stab

Königsblau über Tiefmagenta

Basisenergie: Bringt Klarheit in das Sehen und
Fühlen im körperlichen Leben

Affirmation: Ich bin Teil einer größeren Ordnung.

Der »Spirituelle Notfallstab« ist ein überaus kraftvolles
Werkzeug, wenn wir innerlich ins Gleichgewicht kommen wollen. Mit seiner Hilfe haben wir die Möglichkeit, unser Potenzial zu entwickeln und die Visionen
unseres Lebens ans Tageslicht zu bringen. Diese
großen Unternehmungen unterstützen und nähren wir
mit diesem Waterstick. Durch die Klarheit in unseren
spirituellen Erfahrungen entsteht ein neues Verständnis
für unsere Lebenssituation. Der Stab unterstützt unsere
intuitiven und sensitiven Wahrnehmungen. Er lehrt
uns, das Leben so zu lieben, wie es ist, und zu erkennen,
dass das »große Ganze« auch uns liebt. Durch diese
Offenbarung kommen wir wieder in Kontakt mit
unserem Urvertrauen und erhalten die Einsicht in die
Existenz einer größeren Ordnung. Der »Spirituelle
Notfallstab« hat sich auch bei Schlafstörungen als
äußerst hilfreich erwiesen.

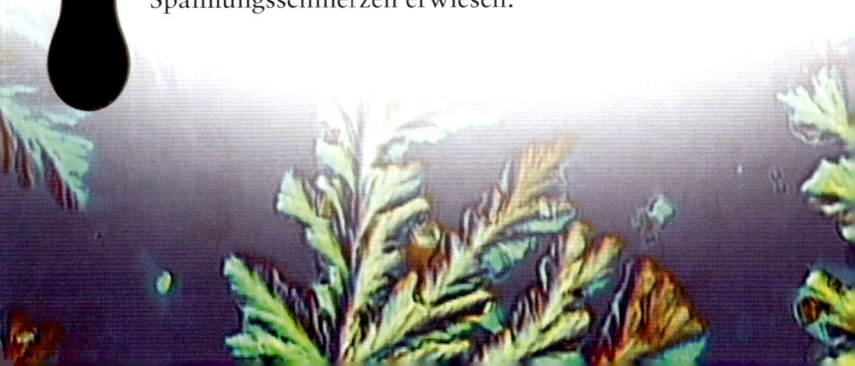

WS 1

Körperlicher Notfallstab/ Körperlicher »Erste-Hilfe«-Stab

Blau über Tiefmagenta

Basisenergie:
Friedvolle Kommunikation mit dem inneren Wesen

Affirmation:
Ich bin bereit für die friedliche Kommunikation, die ich aussende.

Der »Körperliche Notfallstab« fördert die Inspiration im Alltäglichen. Mit ihm haben wir die Möglichkeit, das Tor zu unseren wahren Gefühlen zu öffnen und sie behutsam zu entfalten. Der Stab hilft uns, Selbstbetrug aufzudecken und einen Neubeginn zu ermöglichen. Wir erlangen wieder unsere Stärke. Durch die Verwendung des Watersticks gelingt uns die Berührung mit dem tiefen Frieden, den wir nur in uns finden können und nie im Außen erfahren werden. Indem wir die Tiefe und den Frieden in uns neu erleben, entwickeln wir ein neues Vertrauen in eine höhere Ordnung. Dieser Stab eignet sich hervorragend für die Arbeit am Dritten Auge und am Kronenchakra. Er verstärkt unser Vertrauen in die Ganzheit allen Lebens und hilft bei allen körperlichen Prozessen. Er hat sich als unterstützend bei Kopf- und Spannungsschmerzen erwiesen.

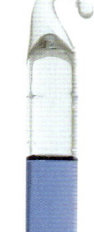

Blau über Blau

Basisenergie:
Friedvolle Kommunikation

Affirmation:
Ich bin vollkommen im Frieden.

Der »Friedensstab« kann uns helfen, zu unserem inneren Frieden zu finden und eine ausgeglichene Vision für die Zukunft zu co-kreieren. Er führt uns behutsam an unsere tieferen Aspekte heran und hilft uns, indem er uns wichtige tief in uns ruhende Informationen bewusst werden lässt. Diese Informationen, die vorher wegen mangelnden Vertrauens nicht zur Verfügung standen, werden durch die energetische Unterstützung mit dem Waterstick für uns zugänglich und auch verständlich gemacht. Der Entspannungszustand, den wir mithilfe dieses Stabes erreichen, kann die Kreativität unseres Denkens fördern, und Hintergründe werden so schneller wahrgenommen. Das Vertrauen und der Frieden, die wir durch diesen Stab erfahren, sind besonders hilfreich für alle, die sich im Umbruch oder in schwierigen Situationen befinden. Dieser Waterstick kann in uns ein allgemeines Gefühl der Geborgenheit und Sicherheit erwecken. Der »Friedensstab« hilft uns bei der Entwicklung unseres Halschakras, besonders bei der Stärkung der friedlichen Kommunikation. Er unterstützt uns zudem dabei, unsere eigene Wahrheit friedlich auszudrücken.

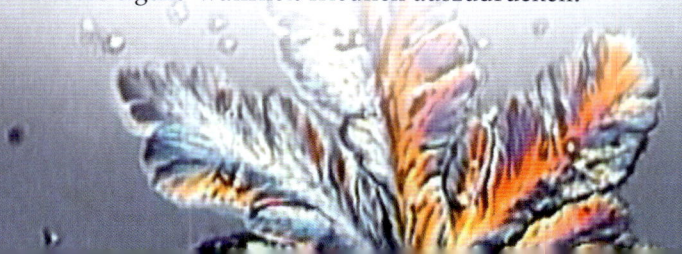

Der Atlanterstab/Herzstab

Blau über Grün

Basisenergie:
Die nährende Kommunikation des Herzens

Affirmation:
Ich bin verbunden mit dem Frieden
und der Wahrheit in meinem Herzen.

Der »Atlanterstab« besitzt die Farben, die mit den alten Kulturen von Atlantis verbunden sind. Dies gilt besonders für die Verbindung zu den Gedanken des Meeres und den Meereswesen, besonders zu den Delfinen, die zum Symbol für alle Formen der Kommunikation geworden sind. Der WS 3 unterstützt die Herausforderungen der Herzensweite und der Visionen und öffnet uns für die fühlenden Seiten des Lebens. Der Atlanterstab repräsentiert die Energien, die es uns ermöglichen, selbstbestimmt ins Leben zu treten. Er inspiriert uns dazu, zu sehen, wohin wir gehen wollen, gibt uns Visionen und den nötigen Raum, diesen Weg zu erkennen und unser Ziel zu erreichen. Durch die Aktivierung der Herzqualität ermöglicht uns dieser Waterstick, unsere Feinfühligkeit und unsere Liebe zu entfalten, den Wert des gegenseitigen Respekts zu erkennen und auch anderen Menschen Raum und Zeit für ihre Entwicklung zu geben. Der Stab unterstützt uns tatkräftig bei der Arbeit mit unserem Herzchakra. Er eignet sich hervorragend für die Meditation und hilft uns bei der Arbeit mit Gaia und dem Erdgitternetz.

Gelb über Gold

Basisenergie:
Wissen und Weisheit, der Denker,
der Student, der Lehrer

Affirmation:
Ich bin die Sonne in meinem Leben
und strahle aus meiner Mitte heraus.

Dieser Waterstick durchdringt das Wasser mit
Sonnenlicht und gibt uns über unser Trink- oder
Badewasser das Licht, das wir zur Erholung brauchen.
Ein Leitsatz für die Energiequalität dieses Stabes ist:
»Mit jedem Tropfen eine kleine Sonnenpause.« Er
unterstützt uns dabei, wieder mehr Freude und Lachen
sowie ein gutes Maß an Leichtigkeit in unser emotionales
Leben zu bringen. Auf der spirituellen Ebene fördert
er unsere innere Führung und die Intuition. Mithilfe
dieses Watersticks stärken wir unseren Solarplexus
und können so alle Themen, die in diesem Bereich
gespeichert sind, in die Erlösung führen. Seine Energie
kann sehr hilfreich beim sogenannten »Winterblues«
und anderen emotionalen Verstimmungen sein, speziell
wenn diese aufgrund von Lichtmangel entstanden
sind. Dieser Waterstick hat sich als hilfreich bei allen
Magen- und Darmdisharmonien erwiesen.

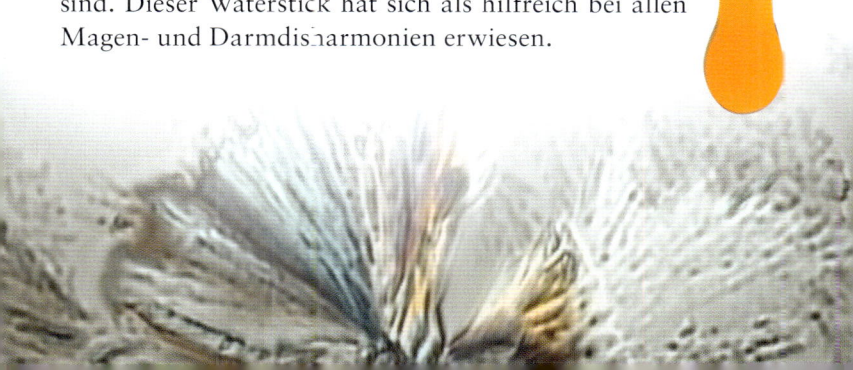

Gelb über Rot

Basisenergie: Der weise Umgang mit den Energien, die einem zur Verfügung stehen

Affirmation:
Ich bin voller Kraft und Freude in meinem Leben.

Mit dem Stab »Sonnenaufgang/Sonnenuntergang« können wir uns unserer enormen Energiereserven bewusst werden und die Weisheit erfahren, wie wir diese Kräfte gewissenhaft nutzen können. Mit ihm haben wir die Möglichkeit, spirituelle Großzügigkeit zu entwickeln und »Licht und Schatten« parallel zu akzeptieren. Der WS 5 kann uns darauf aufmerksam machen, dass das spirituelle Erwachen auch mit der Freude geschehen kann, die wir selbst erfahren oder die andere durch uns erfahren. Er schafft den nötigen Raum, um Wissen aufzunehmen und zu verinnerlichen. Diese Energie kann dabei helfen, Struktur in unsere Visionen zu bringen, und uns bei unseren Lernprozessen unterstützen. Versteckte Gefühle wie Wut können an die Oberfläche gelangen, wodurch manchmal der Weg freigemacht wird, Freude, Geborgenheit, Wohlbefinden zu erfahren und innige Beziehungen einzugehen. Bei der Arbeit mit dem Basischakra und seinen Themen leistet dieser Stab wertvolle Hilfe. Er eignet sich besonders für all jene, die pädagogische Arbeit leisten. Der WS 5 steht in einem engen Bezug zur Equilibrium-Flasche B5 und hat dadurch auch dieselbe Verbindung zu Vicky Wall.

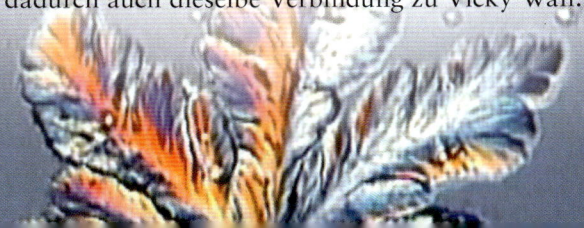

Rot über Rot

Basisenergie:
Bringt neue Energie und die Grundenergie der Liebe

Affirmation:
Ich bin erfüllt von der Kraft der Liebe.

Mit diesem Waterstick erfahren wir die Basisenergie der Liebe, der opferbereiten Liebe, und die Kraft, unsere Visionen zu vollenden. Er kann in uns Kreativität erwecken und das Potenzial hervorbringen, ein größeres Bewusstsein zu erschaffen. Durch die Energie der Liebe stärken wir unser Bewusstsein. Die Energie dieses Stabes weckt in uns den Mut, andere Menschen auch unter schwierigen Umständen zu lieben. Dadurch können wir erkennen, dass die Liebe zu einem anderen Menschen ein Weg sein kann, die Liebe zu Gott zu finden. Dieses energetisierte Wasser unterstützt uns bei jeder Art von spiritueller Erfahrung, wie z.B. bei der Meditation. Der WS 6 wirkt erdend und hilft uns dabei, in unseren Beziehungen das Beste zu geben und mit Frustrationen besser umzugehen. Zudem unterstützt er uns im Prozess der Selbstfindung. Er kann sein volles Potenzial bei der Arbeit mit unserem Basischakra entfalten und fördert alle Prozesse, die mit der Auseinandersetzung mit der Materie und allen materiellen Belangen zu tun haben. Die Energie des Stabes verbindet uns mit unserem Erdstern und hilft uns dabei, uns auf der Erde und in unserem feststofflichen Körper wohlzufühlen.

Gelb über Grün

Basisenergie:
Die Weisheit, dem Lebensprozess zu vertrauen

Affirmation:
Ich bin im grenzenlosen Vertrauen.

Die Hauptenergie, die wir mit diesem Stab erzeugen, liegt in der Entwicklung von Vertrauen in unseren Lebensweg. So widerstehen wir den Visionen der Uneinigkeit. Der Waterstick schafft ein Gefühl für Freude und Weite in uns, er weist uns den Weg zu unserem Herzen. Er kann uns an die innere Weisheit heranführen und hilft uns dabei, mit den tiefen inneren Glaubenssätzen in Berührung zu kommen. Für den wahrhaft Suchenden kann dies eine großartige Entwicklungsmöglichkeit bedeuten. Mit der Energiequalität des WS 7 eröffnet sich uns die Möglichkeit, Entscheidungen rascher zu fällen und übertriebene Innenschauen zu umgehen. Auch bei Eifersuchts- und Neidthemen unterstützt uns dieser Stab hervorragend. Er hilft uns dabei, energetische Blockaden zu lösen und führt uns zu mehr Lebensfreude. So kehrt in unser Gefühlsleben wieder Ruhe ein und wir erhalten die nötige Balance, auch in schwierigen Situationen den Mut nicht zu verlieren und eine Lösung für Probleme zu finden. Ein Leitsatz für diese Energiequalität ist: »Ich habe nur die Grenzen, die ich mir selbst setze.«

Gelb über Blau

Basisenergie:
Weisheit durch Kommunikation mit dem Inneren

Affirmation:
Ich bin verbunden mit der Weisheit meines Herzens.

Mit dem Stab »Anubis« stärken wir unser Unterscheidungsvermögen. Er hilft uns, den wirklichen Wert einer Situation zu erkennen. Seine Unterstützung ermöglicht es uns, unsere Aufmerksamkeit und unsere Empfindungen auf das Wesentliche im Leben zu richten. Er fördert innere Kommunikation, Wissen und Weisheit. Seine schönste Energiequalität ist, »das Gesetz der Liebe zu entschleiern«. Der WS 8 ist Nahrung für unsere tiefe Herzensebene und kann Freude und Klarheit auf dem spirituellen Pfad bringen. Er ist ein Wegweiser zum eigenen Ich und unterstützt uns bei der Selbstfindung. Seine Sanftheit und Klarheit spüren wir im täglichen Praktizieren. Der Stab hilft, Botschaften zu integrieren und Themen des Lebens zu manifestieren. Wir sind für unsere Zukunft verantwortlich; durch unser Tun entscheiden wir über unseren Weg. Dieser Waterstick bietet uns seine Hilfe beim Öffnen des Herzens an und zeigt uns gleichzeitig, wie wir unser Herz leichter machen können. Zudem hilft er uns, den Smaragd in unserem Herzen zu entdecken. Mit diesem Stab gelangen wir in die folgende Lebensenergie: »Ich drücke die Schönheit meines Wesens in jedem Augenblick aus.«

Türkis über Grün

Basisenergie: Das transzendente Herz

Affirmation: Ich bin tief verbunden mit der Wahrheit meiner Herzensstimme.

Dieser Waterstick begleitet uns bei der individuellen Suche nach Wahrheit. Er fördert Kreativität und kreativen Ausdruck. Außerdem hilft er uns dabei, unsere innere Stimme zu finden. Seine Energie unterstützt bei der Entdeckung der verborgenen Geheimnisse des Lebens und bei der inneren Reise. So können wir aus Zwischenstadien unserer Entwicklung herausfinden, Einsamkeit überwinden und das Gefühl von Heimkehr zu uns selbst entwickeln. Er bietet auch eine wunderbare Begleitung auf dem Weg zu unserem Herzen und bei der Entfaltung unseres wahren Selbst. Diese Energieschwingung symbolisiert das Herz, das über seine alten Muster hinauswachsen kann und sich befreit, um das Neue ins Leben eintreten zu lassen. Seine Energie verbessert die transzendente Kommunikation des Herzens. Der WS 9 ermöglicht es, das Bewusstsein aus der Vermählung von Gedanken und Gefühlen zu erzeugen und zeigt neue Richtungen auf. Zudem kann er hilfreich sein bei starken Gefühlen, wie z.B. Eifersucht, idealisierter Liebe oder Einsamkeit. Er lässt uns erkennen, dass es an der Zeit ist, unsere Kristallhöhle, in die wir unsere Gefühle und unser Herz gesperrt haben, zu verlassen. Wenn wir den Weg der Meditation gehen möchten, finden wir Unterstützung durch ihn.

Grün über Grün

Basisenergie:
Ein neuer Ort – ein neuer Raum

Affirmation:
Ich gehe neue Wege und folge meinem Herzen.

Bei schwierigen Entscheidungen kann dieser Waterstick uns dabei helfen, unseren Weg zu erkennen. Seine Energie kann uns die Fülle der Natur wieder näherbringen und uns dazu ermutigen, mehr Zeit in der Natur zu verbringen. Der WS 10 unterstützt uns dabei, Raum für Wachstum zu finden, den Weg unserer Herzenswahrheit zu erkennen und ihn auch zu beschreiten. Er hilft uns, vom Herzen kommende Weitsicht und Gnade wahrzunehmen. So erkennen wir, was als Nächstes zu tun ist. Er bringt uns mit dem Rhythmus der Natur und des Lebens in Einklang. Mit seiner Unterstützung bietet sich uns die Möglichkeit, auf die eigenen Füße zu kommen und neue Wege zu beschreiten. So erkennen wir, dass wir nur die Früchte der Samen ernten können, die wir auch selbst gesät haben. Sehr hilfreich ist die Energie dieses Stabes bei der Arbeit mit dem Herzchakra. Außerdem stärkt er unsere Gefühle auf wundersame Weise.

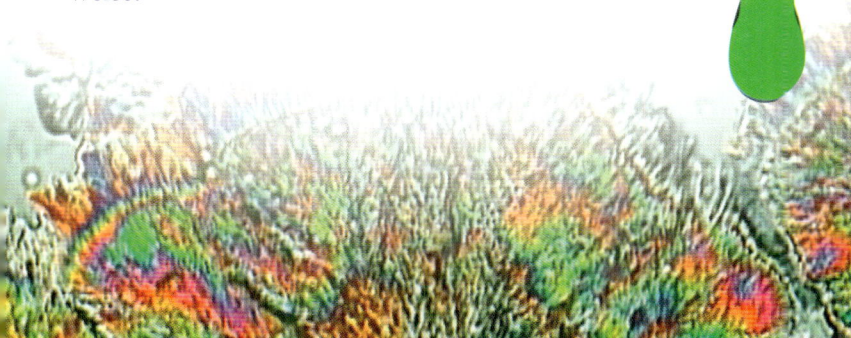

Klar über Rosa

Basisenergie:
Klarheit im Bewusstsein, um die Seele im Inneren
lieben zu können; Verantwortung für unsere
Gedanken und Gefühle übernehmen

Affirmation:
Ich liebe mich, so wie ich bin.

Mit dem ersten Stab der Essener können wir die
bedingungslose (Selbst-)Liebe erfahren. Er ist ein Symbol
für die Klarheit und bringt uns eine klare Sicht über die
innere Ausrichtung und das spirituelle Bewusstsein. Der
WS 11 hilft uns dabei, uns nicht überzubewerten und die
Ausrichtung unserer Selbstliebe auf ein ausgewogenes
Niveau zu bringen. Wenn wir unter Selbstzweifeln
leiden, unterstützt er uns dabei, diese zu überwinden,
Vertrauen aufzubauen und Klarheit und Liebe im
Inneren zu finden. Vor allem beim Verarbeiten von
Enttäuschungen können wir seine Energie aufnehmen.
Mithilfe des energetisierten Wassers erkennen wir,
dass wir für unsere Gedanken, Gefühle und Taten
verantwortlich sind, da sie eine Reaktion in unserem
Umfeld erzeugen. Der Stab der Essener ist auch ein Stab,
der für die Kinder der neuen Zeit sehr gut geeignet ist.
Speziell bei der Erfüllung des Kinderwunsches kann er
hilfreich sein.

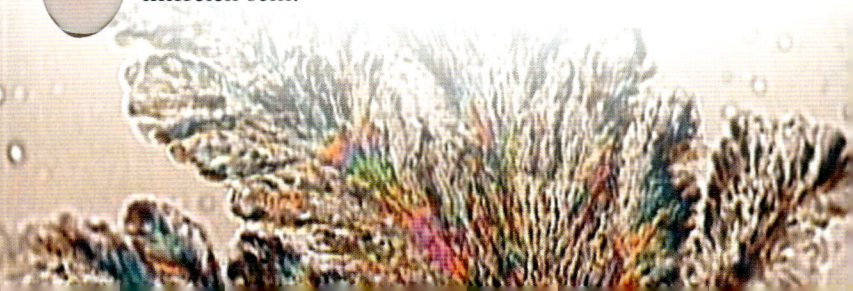

Klar über Blau

Basisenergie:
Das Licht scheinen lassen auf das Nährende,
die Kreativität und die fruchtbare Fülle.

Affirmation:
Indem ich klarer werde,
komme ich mehr und mehr in meinen Frieden.

Die Energiequalität dieses Watersticks kann uns dabei helfen, eine zu egozentrische Haltung abzubauen und uns zum Gefühl der Ganzheit und Orientierung führen. Dieser Stab unterstützt uns in allen sprachlichen Belangen und hilft uns, unseren Selbstausdruck zu verbessern. Wir fühlen uns mit seiner Energie wie geführt und können über unsere Gefühle ebenso sprechen wie über unsere intuitiven Einsichten. Der Stab sorgt für eine Klarheit der Gedanken und eine erhöhte Kreativität. Er fördert zudem das Loslassen und hilft uns, Frieden zu erfahren. Wir hören wieder stärker auf unsere innere Stimme. Diese Energiequalität des Watersticks ist hilfreich für die Kinder der neuen Zeit.

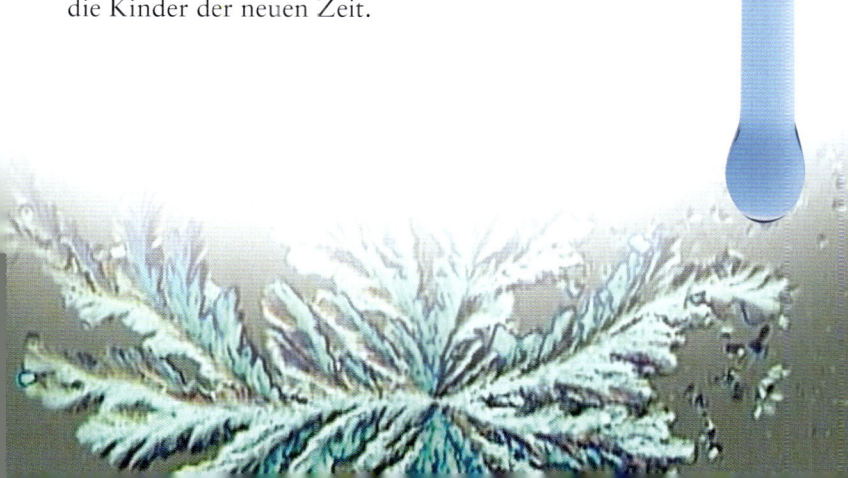

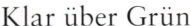

Klar über Grün

Basisenergie:
Erleuchtung des Herzens

Affirmation:
Ich schaffe Raum für Neues in meinem Leben.

Dieser Waterstick kann uns dabei helfen, mit dem Hier und Jetzt in Kontakt zu kommen und das Vergangene loszulassen. Er fördert auch die Integration bei einer erhöhten Wahrnehmung und vermittelt uns den Zugang zu Frieden und Freude durch die Überwindung von festgefahrenen inneren Strukturen. Seine Energie unterstützt uns dabei, Ordnung in unsere Gefühle zu bringen und uns zu entscheiden, welche Gefühle für uns gut sind. Dieser Waterstick kann uns zeigen, wie wir das Leben aus dem Herzen leben und nicht aus dem Verstand. Seine Botschaft ist: »In jedem Ende liegt ein Neuanfang.« Auch dieser Stab unterstützt die Kinder der neuen Zeit.

Klar über Gold

Basisenergie:
Klarheit des Denkens; Weisheit in der neuen Zeit

Affirmation:
Ich verbinde mich mit meiner inneren Weisheit.

Der WS 14 bringt Klarheit für die Weisheit des neuen Zeitalters in unser tägliches Leben. Außerdem kann er Inspiration und Zielbewusstsein in unser Leben bringen. Seine Kraft liegt in der Energie, die wir brauchen, um als Botschafter des neuen Zeitalters bzw. als Mittler für die tiefe, innere Weisheit zu Verfügung zu stehen. Er kann uns dabei helfen, den Erwartungsdruck an uns selbst zu reduzieren. Auch positive Energien und die Freude an Spiritualität fördert und unterstützt er und kann uns zu der Erkenntnis verhelfen, dass immer nur erreichbare Ziele gewählt werden sollten. Wenn wir einen Schritt nach dem anderen tun, kommen wir am schnellsten und sichersten an unser Ziel. Dieser Stab unterstützt uns bei Herausforderungen in unserem Leben, damit wir diese in Frieden annehmen und sie in unser Leben integrieren können. Er bewirkt eine Zentrierung und eine klare Sicht der Dinge, auch in schwierigen Zeiten. Seine Qualität unterstützt uns auf der Gefühlsebene, besonders bei Irritationen und Vorahnungen. Er hilft dabei, uns mit unserem wahren Selbst zu verbinden, mit der Essenz unserer ersten Zelle, dem goldenen Stern in uns, und ist hilfreich für die Kinder der neuen Zeit.

Klar über Violett

Basisenergie:
Die Seele erheben, reinigen und heilen

Affirmation:
Ich entwickle meine Selbstheilungskräfte.

Bei dem Stab für die Heilung im neuen Zeitalter steht im Vordergrund, die eigenen reinigenden und harmonisierenden Kräfte zu aktivieren. Er fördert das Verständnis für das Spirituelle, unterstützt das Loslassen der Überzeugung, dass schreckliche oder unangenehme Dinge immer nur uns selbst widerfahren. Er unterstützt uns dabei, eine rein materielle Lebenseinstellung auf allen Ebenen loszulassen. Außerdem baut er Distanz zu inneren Zweifeln auf und löst die Identifikation mit Gefühlen und Dingen. Diese Energiequalität hilft uns dabei, negative Einstellungen auf allen Ebenen aufzugeben, und bringt uns Harmonie und Entspannung. Mit dem WS 15 erkennen wir unsere Schattenseiten, können sie annehmen und durch diese Erkenntnis unseren Schatten in die Heilung bringen. Wir dienen dem großen Ganzen – diese Erkenntnis vermittelt uns der Stab.

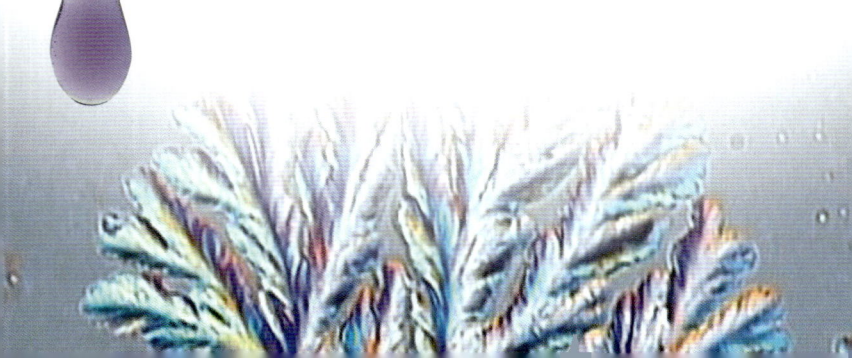

Violett über Violett

Basisenergie:
Wach werden für sein wahres Selbst
und seine Lebensaufgabe

Affirmation:
Ich erwache zu meinem wahren Selbst
und zu meiner Lebensaufgabe.

Die Energie dieses Watersticks fördert unsere spirituelle Hingabe und unterstützt das allgemeine Erwachen für den Dienst an der Menschheit und für unser wahres Selbst. Er hilft uns dabei, alte Muster und Verhaltensweisen sowie selbstzerstörerische Tendenzen loszulassen. Der WS 16 kann uns mit dem wahren Selbst in Einklang bringen. Er unterstützt uns beim Erkennen des eigenen Lebenszwecks und der eigenen Aufgaben. Außerdem öffnet er uns für die Idee im spirituellen Sinn, dass alles gegeben werden muss, um das zu bekommen, was wirklich gebraucht wird. Der Stab kann uns dabei helfen, Kummer und den Wunsch, nicht hier zu sein, zu überwinden. Er zeigt uns die positiven Aspekte des Getrenntseins und macht uns klar, dass, je mehr wir uns unserer Aufgabe bewusst werden, uns auch unser Weg strahlender erscheinen wird. Dieser Waterstick unterstützt zudem die Arbeit mit dem Kronenchakra.

I. Troubadour-Stab/Hoffnung

Grün über Violett

Basisenergie:
Ein Neubeginn für Spiritualität

Affirmation:
Ich vertraue mir und komme dadurch
in Verbindung mit meinem Stern.

Mit seiner wunderschönen Energiestruktur kann dieser Waterstick für harmonische Herzen sorgen und den Neubeginn der Spiritualität fördern. Wenn wir annehmen, nicht verstanden zu werden, kann die Arbeit mit diesem Stab diesen Eindruck auflösen. Der WS 17 unterstützt uns bei allen Herzensangelegenheiten, speziell bei Kummer, und er intensiviert den Kontakt zum Höheren Selbst und zu den eigenen sensitiven Fähigkeiten. Mit seiner Hilfe gelingt es uns, unseren eigenen Horizont zu erweitern und über die spirituellen Erfahrungen zu sprechen. Dem Suchenden hilft er, seine Wahrheit zu finden. Die Energieschwingung dieses Stabes unterstützt uns dabei, unser Selbstvertrauen zurückzugewinnen und auch anderen Menschen wieder zu vertrauen.

Gelb über Violett

Basisenergie:
Ein spiritueller Lehrer; die Weisheit,
Heilung im Inneren zu finden

Affirmation:
Je mehr ich erkenne, wer ich bin,
desto mehr Freude kommt in mein Leben.

Die Energiequalität dieses Stabes kann uns den Mut geben, Veränderungen im Leben mit Freude anzunehmen und unsere Lebensaufgabe leichter zu erfüllen. Er zeigt uns die Verstrickungen des Lebens und unsere Programmierungen auf. So können wir unsere Seele aus ihrem Schlaf erwecken, damit sie uns zeigt, warum wir auf dieser Welt sind. Das energetisierte Wasser bringt Freude in unser Leben. Wir erlangen wieder ein Gefühl dafür, wann wir aktiv sein sollten. Der WS 18 bringt Kopf und Bauch zusammen. Er stärkt unser Urteilsvermögen und unser Wissen und ermutigt uns auch dazu, tiefe Gefühle auszudrücken. Die Energie des WS 18 hilft dabei, die täglichen Herausforderungen zu akzeptieren und mit klaren Visionen in die Zukunft zu schauen. Klarheit und Freude tauchen so in unser Bewusstsein ein.

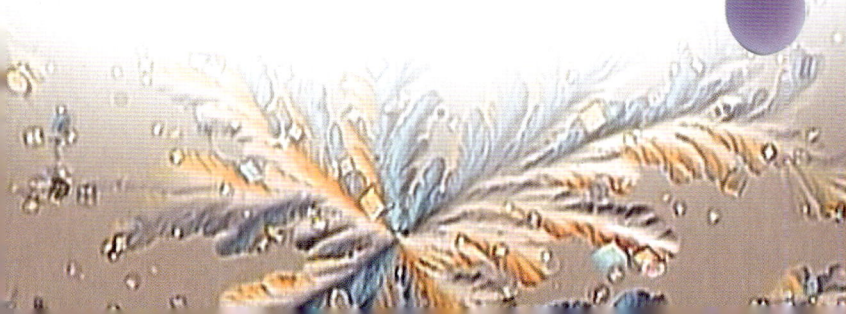

In der materiellen Welt leben

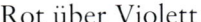

Rot über Violett

Basisenergie:
Regeneration; Wir erneuern unsere Körper,
wenn wir unsere Geisteshaltung erneuern.

Affirmation:
Ich sage »Ja« zur materiellen Welt.

Die Qualität dieses Stabes liegt darin, uns in Einklang mit uns selbst zu bringen und dieses Gefühl auch nach außen vermitteln zu können. Dieser Waterstick unterstützt uns zudem bei der Erweckung der Kundalini-Energie. Die Energie des Stabes gibt uns tiefen Frieden und bringt gleichzeitig frischen Wind in unser Leben. Sie dient zur tiefen Innenschau und unterstützt uns im täglichen Leben bei der Verbindung von Spiritualität mit dem materiellen Leben. Der WS 19 fördert die Visualisierung in der Meditation, eröffnet uns neue Sichtweisen und hilft uns, durch diese unser Selbstwertgefühl zu steigern und uns selbst besser zu akzeptieren. Mit seiner Energie überwinden wir Ärger und Frustration. Außerdem ermöglicht uns der Stab, die Schattenseiten unserer Persönlichkeit genauer zu betrachten und loszulassen. Seine Energie macht uns bewusst, dass Spiritualität und Materie wunderbar miteinander zu verbinden sind und auch beide gelebt werden dürfen.

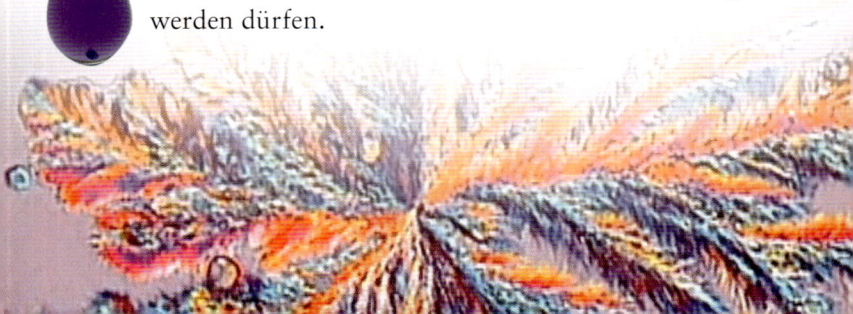

Blau über Rosa

Basisenergie:
Intuitive Liebe; sich verströmende Liebe,
die keine Bedingungen stellt

Affirmation:
Ich bin in Frieden und Liebe mit mir selbst.

Die Energie dieses Stabes gibt Kindern in allen Bereichen Halt, auch unserem »inneren Kind«. Der WS 20 verhilft zu Kommunikation von bedingungsloser Liebe und unterstützt uns dabei, unseren Optimismus konstruktiv einzusetzen. Er stellt die Verbindung zum Inneren wieder her und verbindet uns so mit der Ebene der Liebe, die uns bei jeder Art von Transformation hilft. Die Energie dieses Watersticks fördert die Integration noch nicht angenommener Anteile, die Heilung des »inneren Kindes« und balanciert die männlichen und weiblichen Anteile in uns aus. Der Stab zeigt uns einen liebevollen Weg durch alle Herausforderungen in unserer oder um unsere Kindheit. Er löst das Gefühl auf, ein Liebesdefizit zu haben, das einen großen Einfluss auf viele Gefühlsmuster unseres Lebens haben kann. Mit seiner Energie erweitern wir unseren Selbstschutz, besonders in schwierigen Situationen. Auch zur Arbeit am sechsten und siebenten Chakra, dem Dritten Auge und dem Kronenchakra kann dieser Stab genutzt werden. Zudem eignet er sich sehr gut für die Kinder der neuen Zeit.

Grün über Rosa

Basisenergie:
Neuer Raum für eine neue Richtung

Affirmation:
Ich halte die Welt in meinen Händen.

»Ich halte die Welt in meinen Händen.« ist die Information dieses Stabes. Er hilft uns zu erkennen, dass die Liebe Gottes durch die Liebe zu uns selbst und die Liebe, die wir von anderen Menschen empfangen, ihren Ausdruck findet. Der WS 21 gibt uns die Kraft, Widerstände zu überwinden und dabei auf den Kampf im Inneren zu verzichten. Durch diese Schwingung lassen wir wieder mehr Freude und Liebe in unserem Leben zu. Dieser Stab zeigt uns den eigenen Lebensinhalt auf und schafft mehr Raum für Neues. Durch ihn erfahren wir die Liebe, die bereits in unserem Leben vorhanden ist. Er stellt die Ausgewogenheit zwischen Geben und Nehmen in der Liebe her, sodass wir wieder mehr Raum und Wärme für andere erschaffen, um mit ihnen in der Energie der Liebe verbunden zu sein.

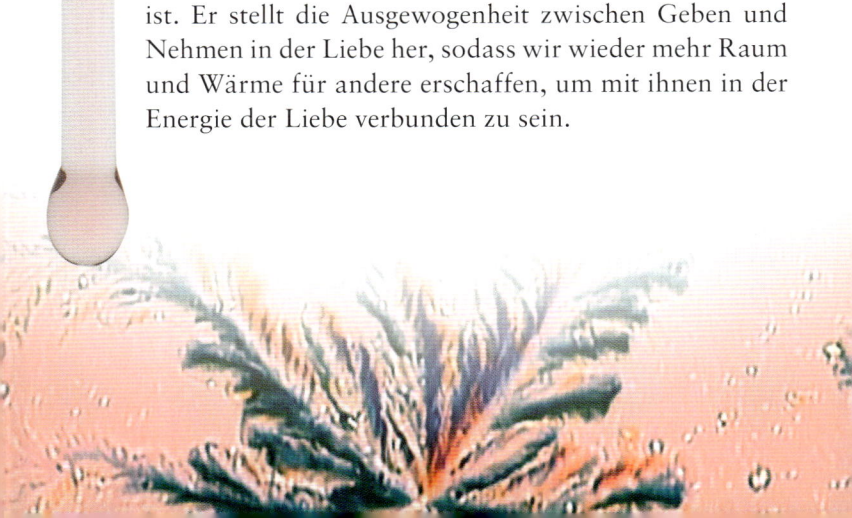

Gelb über Rosa

Basisenergie:
Eine neue Perspektive; neu geboren zu werden

Affirmation:
Mit jedem Atemzug habe ich die Möglichkeit,
Altes gehen zu lassen und Neues in mein Leben
zu gebären.

Dieser Stab bringt die Qualität der Liebe ohne
Abhängigkeit und das Gefühl der Wiedergeburt in
unser tägliches Leben zurück. Er verbindet uns mit der
göttlichen Intelligenz und gibt uns unendliche Freiheit.
Bei unserer spirituellen Wiedergeburt steht uns seine
Energie hilfreich zur Seite. Er schafft tiefe Vergebung
durch Eigenliebe, unterstützt uns beim Auflösen
unserer Schattenseiten und hilft uns, uns nicht mit dem
negativen Sein zu identifizieren. Außerdem ist er uns
dabei behilflich, zu erkennen, was Liebe ist und was sie
uns bedeutet. Der WS 22 unterstützt unsere Selbstliebe
durch Licht und Klarheit und hilft uns dabei, unser
übertriebenes Liebesbedürfnis auflösen. So können wir
mit unerwiderter Liebe liebevoll umgehen. Mit jedem
Schluck des energetisierten Wassers nehmen wir Liebe,
Selbstakzeptanz und Freude in uns auf.

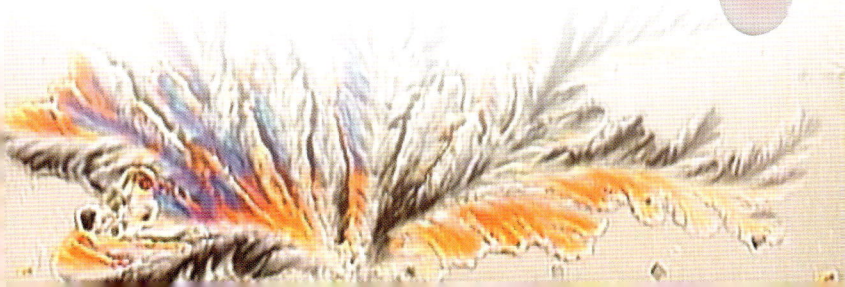

Liebe und Licht

Rosenrosa über Rosa

Basisenergie:
Weisheit und Verständnis,
um Liebe im Inneren zu finden

Affirmation:
Ich liebe mich, wie ich bin,
und das Leben liebt mich, wie ich bin.

Das energetisierte Wasser kann uns in die Harmonie mit dem Leben und das Leben in Harmonie mit uns bringen. Der Waterstick unterstützt uns beim Finden der Selbstliebe und ermutigt uns dazu, diese Liebe in unserem Inneren zu stärken. Seine Qualität hilft uns, spirituelle Stärke und Energie sowie Harmonie in unser Leben zu bringen. Der WS 23 zeigt uns den Weg zur bedingungslosen Liebe und hilft uns dabei, diese zu entwickeln, vor allem zu uns selbst. Er unterstützt uns beim Auflösen von falschen Selbstbildern und Illusionen über uns und vermittelt uns ein gesundes Selbstwertgefühl. Mit der liebevollen Schwingung des Stabes überwinden wir negative Gefühle, besonders bei der unerfüllten Liebe, und erneuern die Liebe zu uns selbst in allen Bereichen unseres Lebens. Der Stab löst Blockaden und bringt die Kommunikation wieder ins Fließen.

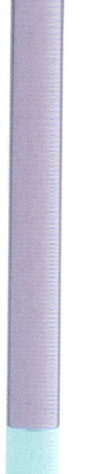

Violett über Türkis

Basisenergie:
Die Kommunikation des Geistes durch das Herz

Affirmation:
Ich öffne mich für neue Botschaften
und Möglichkeiten in meinen Leben.

Der WS 24 unterstützt den Prozess des Erwachens, besonders in Beziehungen. Er fördert unsere spirituelle Integrität und zeigt Selbstbetrug auf. Seine Energie ermuntert uns dazu, auf den eigenen Weg zurückzufinden und die Verbindung zum Herzen zu stärken. Der Stab bringt Frieden und Klarheit in das Gefühlschaos. Er hilft, Autoritäten zu akzeptieren, und unterstützt uns im kreativen Umgang mit ihnen. Zudem macht er uns offen für neue Wege in persönlichen und geschäftlichen Belangen. Seine Energie unterstützt den Ausdruck des Herzens und erleichtert die Integration von Verletzungen auf der Gefühlsebene, die durch patriarchalisches Verhalten verursacht wurden. Dieser Waterstick hilft uns, offen für neue Möglichkeiten zu sein. Seine Präsenz kann uns bei der Entschlüsselung unserer Träume helfen.

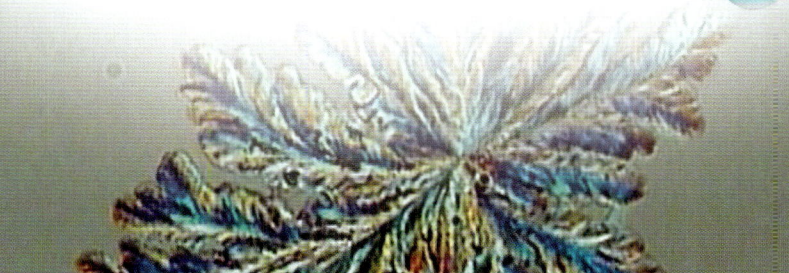

WS 25

Rekonvaleszenzstab/ Florence Nightingale

Rotviolett (Purpur) über Magenta

Basisenergie:
Pioniergeist; die Suche nach spirituellem Wissen

Affirmation:
Ich bin genährt und habe so viel Energie
und Schutz zur Verfügung, wie ich benötige.

Dieser kraftvolle Waterstick öffnet den Kanal in die geistige Welt, damit wir Informationen leichter erhalten. Er hilft, spirituelles Bewusstsein in unser Leben zu bringen, gibt uns die Kraft, das scheinbar Unerreichbare zu erreichen, und befreit uns zudem von spirituellen Irrwegen. So erkennen wir, was der Schöpfungsplan für uns bereithält. Die Energieschwingung des Stabes gibt uns die Kraft, das zu tun, was zu tun ist. Der WS 25 unterstützt die Kreativität, und seine Energie hilft uns dabei, tiefe Enttäuschungen aus unserer Vergangenheit zu verarbeiten. Er klärt unsere Energien bei starkem Ärger und irrealem Wunschdenken. Mit seiner Unterstützung können wir neue Perspektiven in unser Leben bringen und übertriebene Leidenschaften mindern. Seine Energie unterstützt und nährt uns, speziell dann, wenn wir uns zu sehr verausgabt haben oder uns nach einer längeren Krankheit erschöpft fühlen.

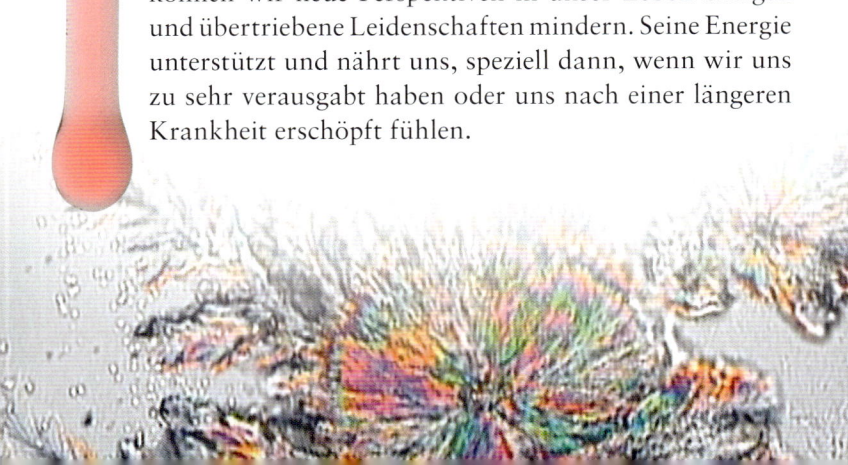

Orange über Orange

Basisenergie: Einzelteile wieder zusammensetzen; das Auffangen von Schocks und seinen Folgen

Affirmation:
Ich lasse überholte Glaubenssätze los
und komme in meine tiefe Lebensfreude.

Mit der Hilfe dieses Watersticks können schwere Enttäuschungen, die auf spiritueller Ebene meist durch Betrug entstanden sind, überwunden werden. Der Stab bringt uns Kraft und Unterstützung in der Erholungsphase und bringt uns tiefe Einsichten. Zudem hilft er bei unbekannten Irritationen und gibt uns eine neue Ausrichtung. Mit seiner Hilfe kommen wir wieder ins Hier und Jetzt, er gibt uns Kraft in allen Umbruchsphasen unseres Lebens und befreit uns von negativen, belastenden Gedanken. Er hilft uns auch nach Schocks und traumatischen Erlebnissen, wieder unsere Balance zu finden und in die Ganzheit zu kommen. Die Energie des WS 26 ist sehr hilfreich, auch wenn die Ereignisse, die uns aus der Bahn geworfen haben, bereits weit zurückliegen. Alle gespeicherten Informationen, besonders die des zweiten Chakras, können mit dieser Energie in eine Erlösung und dadurch in eine Heilung kommen. Der Stab hilft uns dabei, wieder in die tiefe Lebensfreude einzutauchen, indem er unsere Emotionen ausbalanciert und uns bei allen Prozessen des Loslassens unterstützt.

Robin Hood

Rot über Grün

Basisenergie:
Ein ansteckender Enthusiasmus für das Leben

Affirmation:
Ich habe die Kraft,
meine Träume zu verwirklichen.

Der Waterstick gibt uns die Kraft für mehr Durchsetzungsvermögen und Begeisterungsfähigkeit in
unserem Leben. Er schafft Transformation und bricht
festgefahrene spirituelle Situationen auf. Zudem gibt er
uns die Ausdauer dazu, den eigenen Weg konsequenter
zu verfolgen und der Seele Raum zur Entfaltung zu
geben. Mit der Energie des Stabes räumen wir der
Spiritualität mehr Platz und eine stärkere Bedeutung
in unserem Leben ein. Er unterstützt uns bei der
Überwindung von Verletzungen und Wut nach einer
Trennung oder Scheidung und hilft uns dabei, mit
einem Betrug oder dem Gefühl, ausgenutzt zu werden,
besser zurechtzukommen. Außerdem zeigt er uns
nicht wahrgenommene Wut auf und hilft uns, sie zu
transformieren. Er balanciert den Kopf und das Herz
sowie die Basis und das Herz aus, um den männlichen
und weiblichen Aspekt in uns zu vereinen.

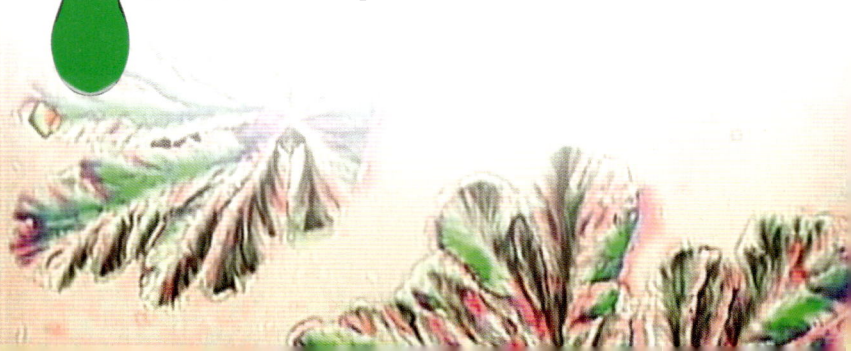

Maid Marion

Grün über Rot

Basisenergie:
Energie, um den eigenen Raum zu finden;
Pionierarbeit

Affirmation:
Ich folge dem Ruf meines Herzens.

Dieser Waterstick hilft bei der Lösung von alten Verstrickungen und beim Entdecken einer neuen Kraftquelle. Er unterstützt uns darin, Klarheit zu finden, und hilft uns dabei, unsere Selbstzweifel zu überwinden. Bei der Innenschau und der Identitätssuche unterstützt uns das energetisierte Wasser. Der Stab fördert unser Durchsetzungsvermögen und gibt uns die Kraft, uns für uns selbst einzusetzen. Er hilft dabei, schwierige Entscheidungen zu treffen und diese auch zu kommunizieren. Außerdem löst er Muster auf, die uns einschränken und anderen die Kontrolle über unser Leben ermöglichen. Er zeigt uns Wege auf, nach Einschränkungen und Enge einen Raum zur Öffnung und Freiheit zu finden. Er gibt uns die Kraft zu sein, wer wir sind, und balanciert unsere intuitive Wahrnehmung und den analytischen Verstand aus.

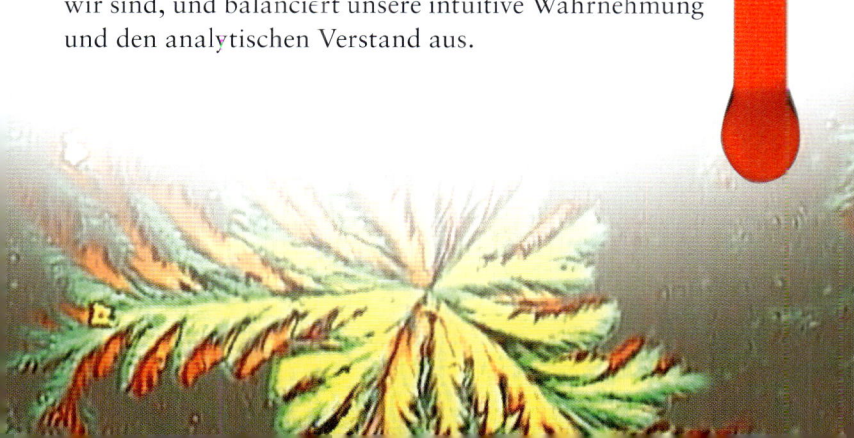

Steh auf und wandle

Rot über Blau

Basisenergie:
Angemessene Aktivität wird zu Harmonie
und Frieden führen

Affirmation:
Mein innerer Friede gibt mir die Kraft
für angemessene Aktivitäten.

Mit seiner Unterstützung begeben wir uns auf den Weg, die richtigen Entscheidungen für unser Leben zu treffen. Er unterstützt uns dabei, über spirituelle Dinge leichter zu sprechen, kann uns tiefe Harmonie und Frieden bringen und uns helfen, unsere Seele aus dem Tiefschlaf zu erwecken. Er zeigt uns spirituelle Gefahren auf und hilft uns, die richtigen Lösungen zu finden bzw. Schlüsse daraus zu ziehen. Auch gibt er uns Halt und Kraft, während wir durch schwierige Zeiten gehen. Er hilft uns dabei, höhere Aspekte in unseren Alltag zu integrieren, und kann Licht in dunkle Bereiche bringen. Die Energieschwingung des Stabes unterstützt uns dabei, uns für den inneren Frieden zu öffnen.

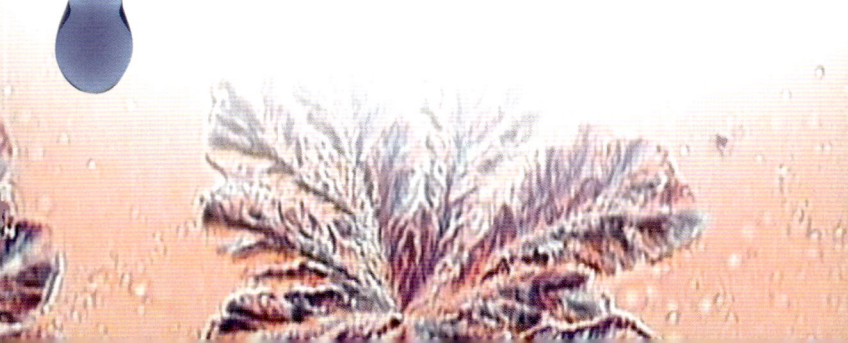

Blau über Rot

Basisenergie:
Der Himmel auf Erden, Lebensqualität

Affirmation:
Mein Kopf ist im Himmel, die Füße sind fest
auf der Erde und mein Zentrum kann frei fließen.

Der Stab hilft uns dabei, den Himmel auf die Erde zu
bringen und die Kraft der friedlichen Kommunikation
zu entwickeln. Er kann einerseits neue Dimensionen
öffnen und verbindet uns auf andererseits mit der Erde.
Zudem unterstützt er uns dabei, unsere spirituellen
Erfahrungen anderen mitteilen zu können. Er bringt
Kopf und Bauch zusammen und lässt uns unseren
eigenen Lebenssinn erkennen. Der WS 30 kann Aus-
geglichenheit und Hilfe für den Ausdruck der eigenen
Kreativität und der leidenschaftlichen Gefühle bringen.
Er beruhigt mentale Überaktivität. Wir erkennen neue
Wege leichter und können unsere zurückgehaltenen,
leidenschaftlichen Empfindungen besser ausdrücken.
Der Waterstick unterstützt uns dabei, die Füße auf dem
Boden zu halten, während unser Geist schwebt und
unser Zentrum frei fließt.

Die Fontäne

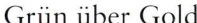

Grün über Gold

Basisenergie:
Selbsterkenntnis, durch das Finden des eigenen
Raumes

Affirmation:
Ich fülle meinen Kelch, damit er in die Welt
überfließen kann.

Der Stab kann uns mit dem Sonnenschein in unserem
Herzen in Kontakt bringen, sodass wir unser inneres
Glück finden. Er kann uns dabei helfen, unsere
Konditionierungen und selbst gesetzten Grenzen auf-
zuzeigen, diese zu verändern und Überholtes loszulassen. Durch die Energie des Stabes wird unsere
Aufmerksamkeit für die feineren Energien von Devas
und Erdgeistern geschärft und wir treten leichter mit
ihnen in Kontakt. Der Waterstick hilft uns dabei, unsere
mentale Stabilität wiederzuerlangen, gibt uns Hoffnung
und öffnet den Zugang zur inneren Wahrheit. Auch bei
Herzensentscheidungen kann er uns unterstützen. Diese
Energie kann Glück in ein freudloses Leben bringen.
Wenn wir einen Kraftplatz in der Natur finden möchten,
kann uns diese Energie eine wunderbare Unterstützung
und ein Wegweiser sein.

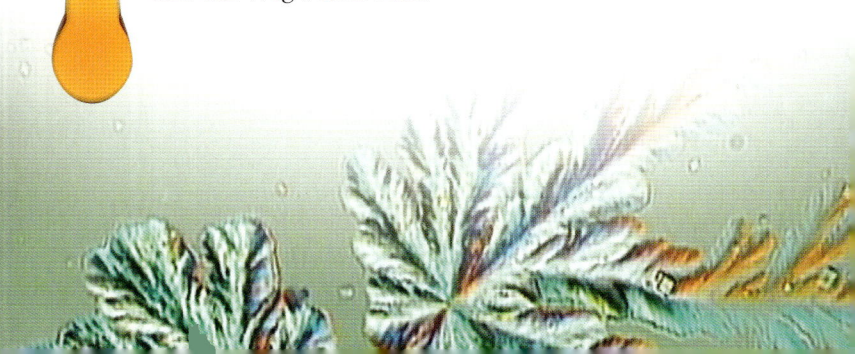

Königsblau über Gold

Basisenergie:
Eine Nachricht von guten Dingen,
die kommen werden, oder Klarheit in Verbindung
mit der Weisheit, die in uns liegt

Affirmation:
Ich bin bereit, die Botschaft meines Sterns
zu empfangen.

Dieser Waterstick unterstützt uns dabei, Illusionen zu überwinden und uns von realitätsfernen Ideen zu trennen, um uns realistischen spirituellen Zielen zuzuwenden. Er kann dabei helfen, unsere wahre Identität zu finden. Auch das Finden einer klaren geistigen Ausrichtung kann durch die Energie des Stabes erleichtert werden. So vermeiden wir Stress und stärken unseren Geist und unseren Verstand. Er unterstützt uns dabei, überholte Ängste loszulassen und uns für die Weisheit in uns zu öffnen. Der Waterstick bringt uns dazu, zu agieren, anstatt zu reagieren. Er unterstützt uns dabei, eine Verbindung zwischen der höheren Intuition und der Weisheit in uns herzustellen, um den Smaragd unseres Herzens zu entdecken, zu entfalten und zu stärken.

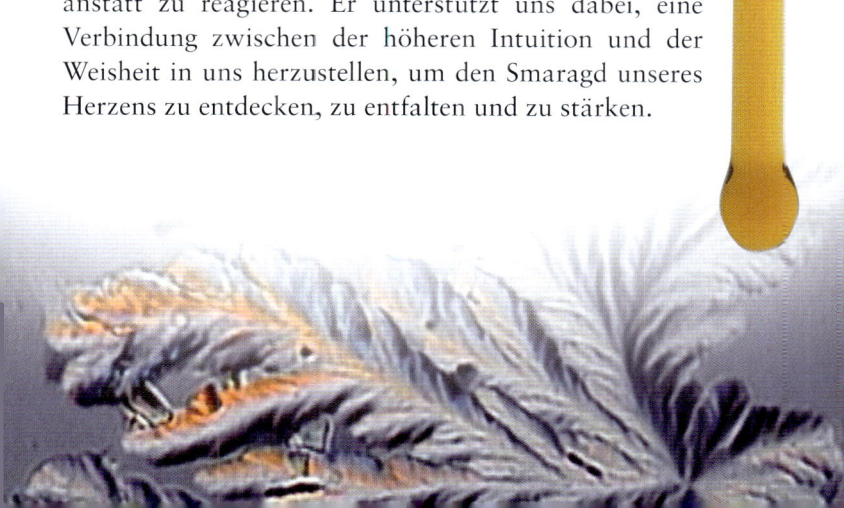

Delphin

Königsblau über Türkis

Basisenergie:
Intuition – die innere Lehre, Spontanität
und Freude, Spiel und klare Kommunikation
des Herzens

Affirmation:
Friede ist mein Weg.

Dieser Stab bereichert unser Wasser mit der Friedensenergie. Er hilft uns dabei, unsere eigene innere Schönheit zu entdecken und unterstützt uns auf dem Weg der Selbstfindung. Er kann den Zugang zu unserer Kreativität fördern und ermöglicht es uns, die Tore zu originellen Ideen und neuen Lösungsansätzen zu öffnen. Auch beim Loslassen von Gefühlen der Isolation, der Unsicherheit und der Befangenheit kann uns seine Energie behilflich sein. Dieser Waterstick gestattet uns einen Zugang zur nährenden mütterlichen Energie, die wir alle so sehr benötigen. Er hilft auch dabei, das Dritte Auge zu öffnen, und allgemein bei der Arbeit mit diesem Chakra. Diese Energiequalität des Stabes verbindet uns auch mit den Delfinen und den ihnen zugeschriebenen Eigenschaften. Der spielerische, kreative, leichte und liebevolle Umgang miteinander wird durch diesen Stab stark gefördert.

Rosa über Türkis

Basisenergie:
Zugang zu den verborgenen Geheimnissen
des Lebens und der Liebe

Affirmation:
Ich erkenne die Schönheit, die in mir liegt.

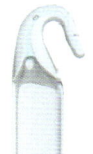

Der Stab kann uns den Zugang zu den verborgenen Geheimnissen des Lebens und der Liebe schenken. Mit dieser Energie haben wir eine Möglichkeit, verlorengegangene Geheimnisse aus dem tiefsten Inneren hervorbringen. Bei der Reise in unser Inneres ist uns dieser Stab ein wertvoller Weggefährte. Seine Energie bringt Unterstützung und Gleichgewicht, um zwischen verschiedenen Aspekten zu vermitteln. Der Stab trägt auch eine Energie, die uns dabei hilft, unser Herz wieder zu öffnen, Liebe zu geben und zu empfangen. Er kann Vergangenes auflösen und bringt so mehr Freude in unser Dasein. Indem wir die Vergangenheit loslassen und heilen können, haben wir die Möglichkeit, Raum für etwas Wunderschönes und Neues in unserem Leben zu schaffen.

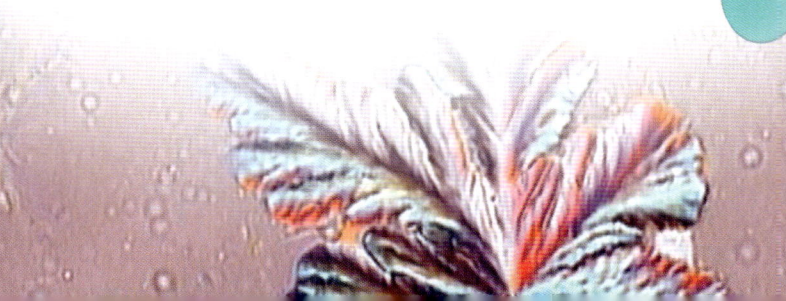

Freundlichkeit

Rosa über Violett

Basisenergie:
Dienen mit einer Liebe, die keine Bedingungen stellt;
Liebe aus höheren Sphären

Affirmation:
Indem ich selbst heil werde, heile ich auch andere.

Dieser Stab bringt Menschen, die helfende Tätigkeiten ausüben und sich dabei verausgaben, die nötige Energie wieder zurück. Er bietet uns Schutz vor allzu aggressiven Energien und kann helfen, Geist und Seele zu erneuern. Außerdem unterstützt er uns dabei, mit der eigenen Lebensaufgabe in Kontakt zu kommen, fördert das Selbstverständnis und öffnet uns für die Liebe und die Harmonie. Mit seiner Hilfe überwinden wir alte Verhaltensmuster und lassen übertriebene Zimperlichkeit und Selbstverliebtheit los. Der Waterstick öffnet alte Muster der Verzweiflung und unterstützt uns in Zeiten des Liebesmangels. Zudem ermöglicht er es uns, uns auf einer tiefen Ebene zu transformieren und verschafft Mitgefühl für uns selbst und andere.

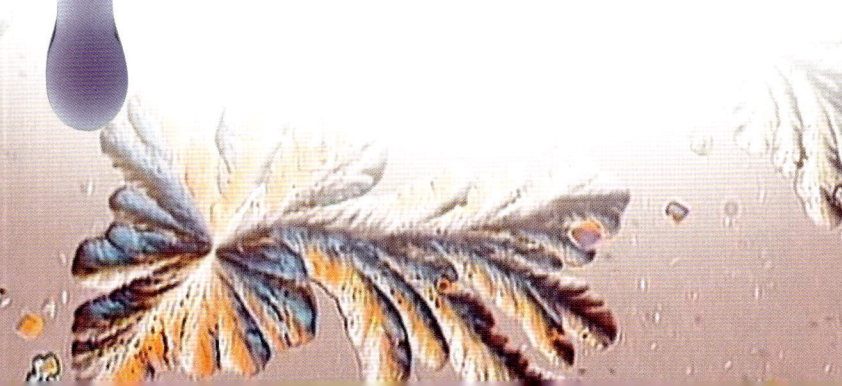

Violett über Rosa

Basisenergie:
Selbsterkenntnis, durch das Finden
des eigenen Raumes

Affirmation:
Ich vertraue darauf,
dass ich auf dem richtigen Weg bin.

Der Waterstick kann uns darin unterstützen, mehr Liebe zu uns selbst zu entwickeln. Er hilft dabei, Frustrationen zu lösen und falsche Hoffnungen zu überwinden. Wir können seine Energie nutzen, wenn wir bewusst die Entscheidung fällen, im Hier und Jetzt zu sein. Er kann allgemein positive Veränderungen hervorbringen. Mit seiner Unterstützung verbinden wir uns wieder mit dem Schöpfer, mit dem Lebendigen und mit der eigenen Lebensaufgabe. Der Stab zeigt uns den Weg des Herzens und hilft uns dabei, eine zu starke Kontrolle des Kopfes zu erkennen. Auf unserem Weg, die spirituelle Liebe zu entwickeln, bekommen wir eine wunderbare Hilfestellung. Dieser Waterstick lässt uns unsere Existenzängste überwinden und öffnet uns neue Dimensionen der Liebe, sodass wir wieder voller Vertrauen und Hoffnung sein können.

Violett über Blau

Basisenergie:
Nähren und schützen; ausgewogene Kommunikationsfähigkeiten

Affirmation:
Wenn ich meinen Frieden lebe,
kann ich die wahre Essenz der Transformation
finden und erfahren.

Dieser Waterstick sorgt für eine ausgeglichene Kommunikation, Schutz und ein Gefühl des »Genährt-Seins«. Er unterstützt meditative Energien, transformiert und hilft dabei, mit dem inneren Frieden, der wirklichen spirituellen Lebensaufgabe und dem eigenem Weg in Kontakt zu kommen. Wenn wir Klarheit in die Gedanken und in die Sprache bringen möchten, können wir das energetisierte Wasser nutzen. Der Stab wirkt auch unterstützend in Zeiten allgemeiner Veränderungen, bei Unsicherheit, Unausgeglichenheit und Mangel an Frieden. Er hilft uns im Umgang mit der männlichen Seite in uns und ist auch ein guter Begleiter bei allen Autoritätsfragen. Durch die Schwingungsenergie des WS 37 erhalten wir eine gute Gelegenheit zu lernen, unserer Intuition wieder zu vertrauen.

Violett über Grün

Basisenergie:
Bewusstes und Unbewusstes im Gleichgewicht halten; Schwierigkeiten aus der Vergangenheit loslassen, damit sich die Wahrheit in unserem Herzen ausdehnen kann

Affirmation:
Die Wahrheit, die in meinem Herzen liegt, darf sich jetzt ausdehnen.

Die Energieschwingung des Stabes kann einem über-aktiven Verstand etwas Ruhe bringen. Sie unterstützt den Prozess der Wahrheitsfindung, damit ein neuer spiritueller Weg erreicht werden kann. Der Stab erlaubt uns, innere Geheimnisse zu erforschen, und regt die intuitiven Fähigkeiten an. Er löst spirituelle Irrwege auf und transportiert das Erlebte vom Kopf ins Herz. Zudem stärkt er unser Selbstvertrauen und grenzt uns von anderen Menschen ab. Der Stab schafft große Unterstützung für unser Herz, besonders wenn es vom Verstand regiert wird, und gibt uns die Kraft, mit unseren eigenen Leiden vernünftig umzugehen. Zudem unterstützt er uns darin, Gefühle benennen zu können.

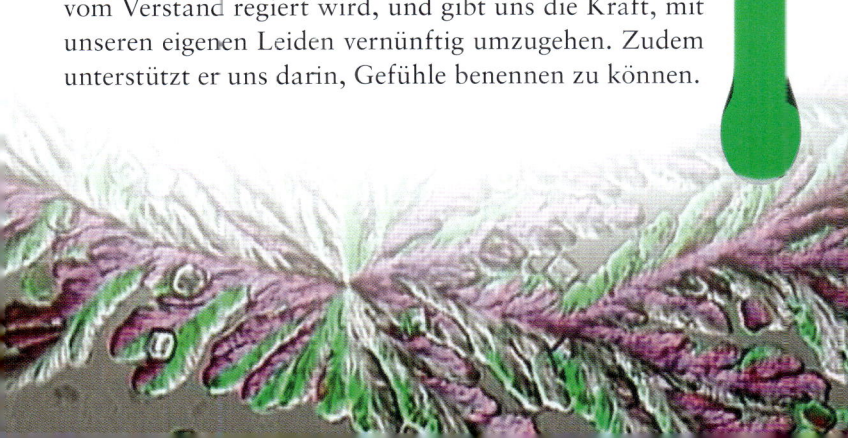

II. Ägypter-Stab/Der Puppenspieler

Violett über Gold

Basisenergie:
Wissen und Dienst mit Mitgefühl und Verständnis

Affirmation:
Ich habe Weisheit, Mitgefühl und Verständnis.

Der Waterstick unterstützt uns mit seiner Sanftheit dabei, Ärgernisse loszulassen, und ermutigt uns, alte Ideale zu überdenken. Er hilft uns, uns selbst wahrhaftiger kennenzulernen; so kann sich in uns das Verlangen, andere Menschen zu beurteilen und zu verurteilen, verringern. Mit seiner Energie erfahren wir eine Erleichterung im Umgang mit unseren Illusionen und Verwirrungen und erlangen eine realistischere Weltsicht. Er zeigt uns, dass wir viel zu lernen und ebenso viel zu geben haben. Der Stab hilft uns zudem, eine tiefe intensive Freude in uns zu finden, indem wir uns durch einen Transformationsprozess zu unserer Weisheit Zugang verschaffen und tief liegende Ängste loslassen.

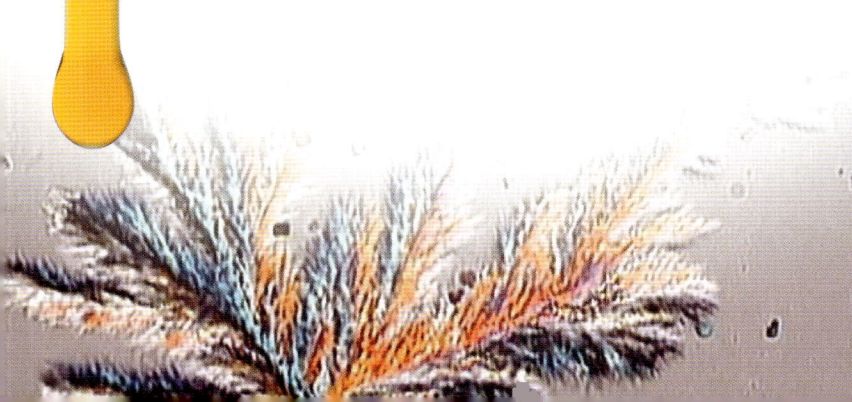

Rot über Gold

Basisenergie:
Energie, um Selbsterkenntnis zu finden;
Aktivitäten, die zu Wachstum führen

Affirmation:
Ich sage »JA« zu meinem Leben.

Der Stab unterstützt die Fähigkeit, »JA« zum Leben zu sagen, und er ermutigt uns, mit den Erdenergien in Kontakt zu kommen. Er zeigt uns den Reichtum der Seele bei uns und bei anderen Menschen. Zudem wandelt seine Energie Gedanken in Taten. Der WS 40 trägt die Christusenergie in sich und kann sie auch in uns aktivieren. Er hilft bei mentalen Auseinandersetzungen, besonders wenn großer Ärger auf uns zukommt. Seine Energie unterstützt uns bei der Auflösung von Anspannung und bringt uns in die Freude. Der Stab mildert die Tendenz, Schuld bei anderen zu suchen, und unterstützt das Überwinden von Naivität. Außerdem hilft er uns dabei, wieder mehr Kraft und Lebensfreude zu entwickeln, wenn wir unter unserer Selbstkritik leiden und uns unsicher fühlen.

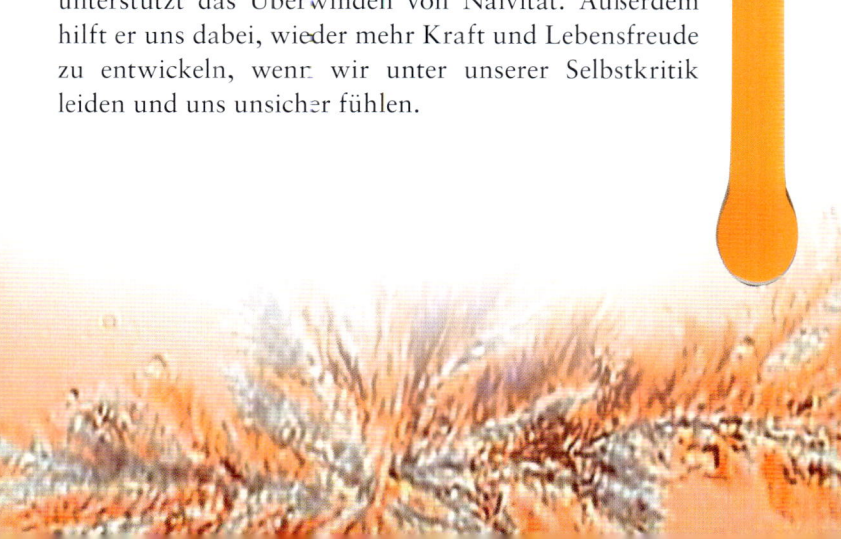

Gold über Gold

Basisenergie:
Der Kelch fließt über; die Quintessenz
der Weisheit auf allen Ebenen

Affirmation:
Ich finde den Goldschatz
am Ende des Regenbogens.

Dieser Stab eignet sich ausgezeichnet dazu, mehr Licht in alle persönlichen Aspekte zu bringen. Er hilft uns dabei, Lebensenergie aufzunehmen, und er kann uns die eigene Wahrheit enthüllen. Außerdem unterstützt er uns im »gerechten« Reden, Handeln und Leben und öffnet einen Zugang zur Weisheit der Vergangenheit. Auch den Verstand und das Gefühl bringt er ins Gleichgewicht. Seine Energie kann dabei helfen, das zu erreichen, was wir wollen und brauchen. So übernehmen wir die Verantwortung für die Erfüllung unserer Wünsche. Der WS 41 ermöglicht es uns, Blockaden im Bereich des Solarplexuschakra zu überwinden. Mehr Freude und Spaß können in unser Leben treten. Der Stab stellt die Verbindung her zur wahren Aura und zum Inkarnationsstern.

Gelb über Gelb

Basisenergie:
Freude, Weisheit, Glück, Verzückung,
Erwachen

Affirmation:
Ich lasse Freude und Glück
in mein Leben kommen.

Durch die Hilfe dieses Watersticks können wir mehr Freude erfahren und Selbstverwirklichung erreichen. Er bringt das Licht auch in die Schattenseiten unserer Persönlichkeit und kann das Gefühl der Begrenzung auflösen. Zudem unterstützt er uns bei der Informationsaufnahme und regt den Geist an. Seine Präsenz fördert die höheren Gefühle, klärt Irritationen auf der Gefühlsebene und bringt uns in die Freude. Auch bei der Arbeit mit dem Solarplexus unterstützt uns seine Energie. Der WS 42 kann uns in Phasen der Verwirrung sehr hilfreich sein, er vermittelt uns Klarheit darüber, dass wir immer nur das ernten, was wir einst gesät haben. Wir können also keine Rosen erwarten, wenn wir Kohl gesät haben.

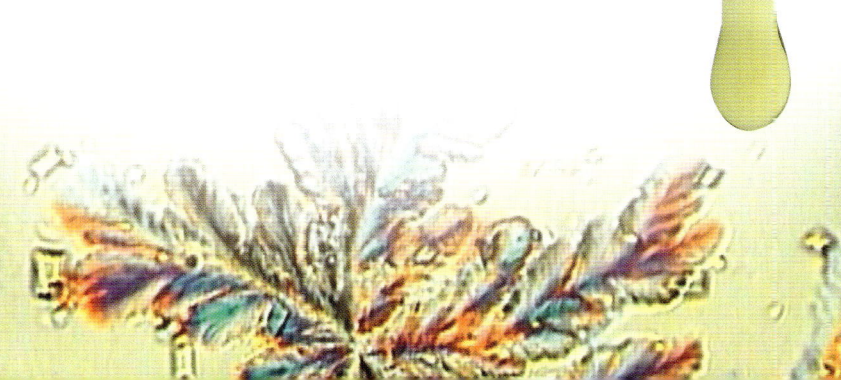

Kreativität

Türkis über Türkis

Basisenergie:
Kommunikation des Herzens; sich auf die
eigene Seele verlassen können

Affirmation:
Alles fließt und ich gehe mit dem Fluss.

Der Stab fördert die Kommunikation des Herzens und inspiriert uns dazu, unseren Gedanken Ausdruck zu verleihen. Er unterstützt Menschen beim Vermitteln von Wissen über die Sprache hinaus, z.B. durch Tanz, und hilft uns dabei, uns so anzunehmen, wie wir sind, uns rundum wohlzufühlen. Der WS 43 kann Blockaden um das Herz herum und im kreativen Ausdruck auflösen. Er unterstützt uns bei der Selbstwahrnehmung durch die Öffnung der Herzensebene. Außerdem unterstützt er unser selbstbewusstes Auftreten vor großen Gruppen und gibt uns die Möglichkeit, den Zuhörern das Gefühl der Eingebundenheit zu vermitteln. Der Stab ist hilfreich bei der Arbeit am Ananda-Khanda-Zentrum.

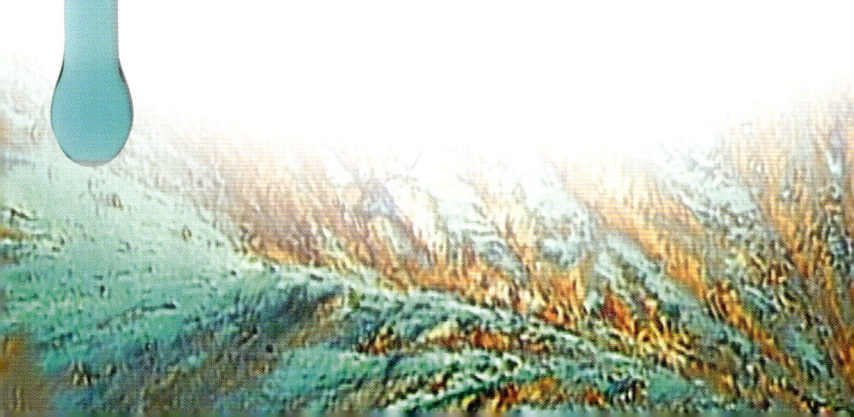

Hellviolett über Hellblau

Basisenergie:
Die lila Flamme der Transformation,
das Blaue des perfekten Schutzes

Affirmation:
Ich begebe mich in deine Hände
und vertraue meinem Weg.

Der Stab »Schutzengel« zeigt uns den Weg zu unserem inneren Frieden. Er gibt uns die Kraft, der göttlichen Inspiration zu vertrauen und die Unterstützung von »oben« anzunehmen. Er fördert die Verbindung zum Königreich der Engel, zu den ätherischen Sphären, und kann den Raum dafür schaffen, diesen Kontakt auch in Worte zu fassen. Er fördert die Integration verschiedener Aspekte im Leben und hilft dabei, der eigenen Göttlichkeit zu vertrauen. Durch die Energie des Stabes erhalten wir die Möglichkeit, uns im Hier und Jetzt zu verankern, uns zu erden. Der WS 44 bringt Freude und Motivation in unser Leben und macht uns unabhängig von Einflüssen von außen. Außerdem kann er die Leiden und die unrealistischen Illusionen der Vergangenheit auflösen.

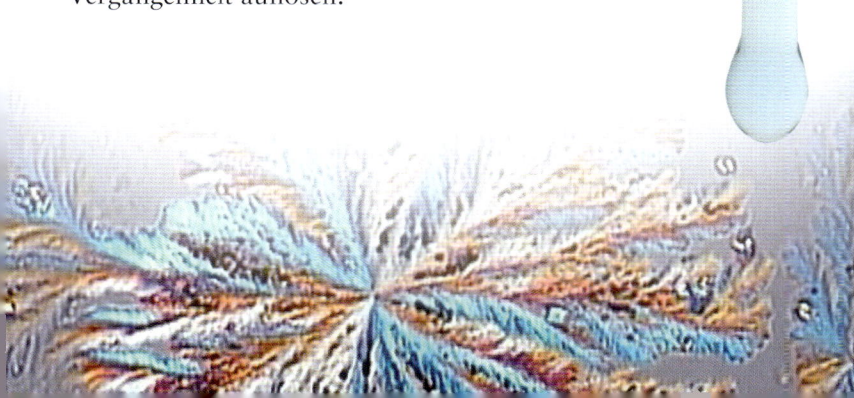

Atem der Liebe

Türkis über Magenta

Basisenergie:
Das Bedürfnis und die Gabe, Liebe zu bekommen
und zu geben

Affirmation:
Mit jedem Atemzug bin ich mehr bereit,
Liebe anzunehmen und Liebe zu geben.

Dieser Stab ermöglicht es uns, das Geschenk der Liebe zu geben und zu nehmen und sie in unserem Leben zuzulassen. Er unterstützt uns darin, echtes Mitgefühl zu entwickeln und die bedingungslose Liebe zu fühlen; er vermittelt ein Gefühl von Wachstum und Ausdehnung. Außerdem unterstützt er unsere Kreativität und kann es uns ermöglichen, eine Distanz zu allen erdenklichen Angelegenheiten und Verwicklungen aufzubauen. Wir können den Stab nutzen, wenn wir der Seele und den Gefühlen einen größeren Ausdruck verleihen wollen. Der WS 45 zeigt uns auf, dass wir stärker Eigenverantwortung übernehmen dürfen, und lässt uns die Schönheit in allen Dingen wahrnehmen – vor allem in den kleinen alltäglichen Dingen – und vermittelt uns, sie zu lieben.

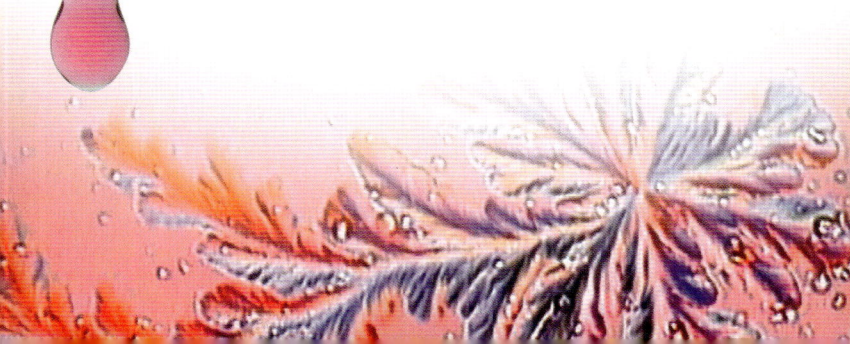

Grün über Magenta

Basisenergie:
Das Entdecken von innerer Stärke und Liebe

Affirmation:
Ich fühle mich stark durch die Tiefe
meiner Liebe zu mir selbst.

Der Stab unterstützt uns in herausfordernden Zeiten, nach dem Erwachen aus der Illusion. Er hilft uns, den Mangel an Vertrauen zu überwinden, und erleichtert uns den Weg, uns für höhere Ziele einzusetzen. Er unterstützt uns darin, Mitgefühl zu entwickeln und das zu tun, was uns guttut. Er stärkt unseren Optimismus und unsere Kreativität. Außerdem kann er uns helfen, innere Einschränkungen aufzulösen und so unseren Gefühlen eine neue positive Richtung zu geben. Wenn wir uns selbst oder anderen vergeben wollen, ist die Energie dieses Stabes besonders hilfreich.

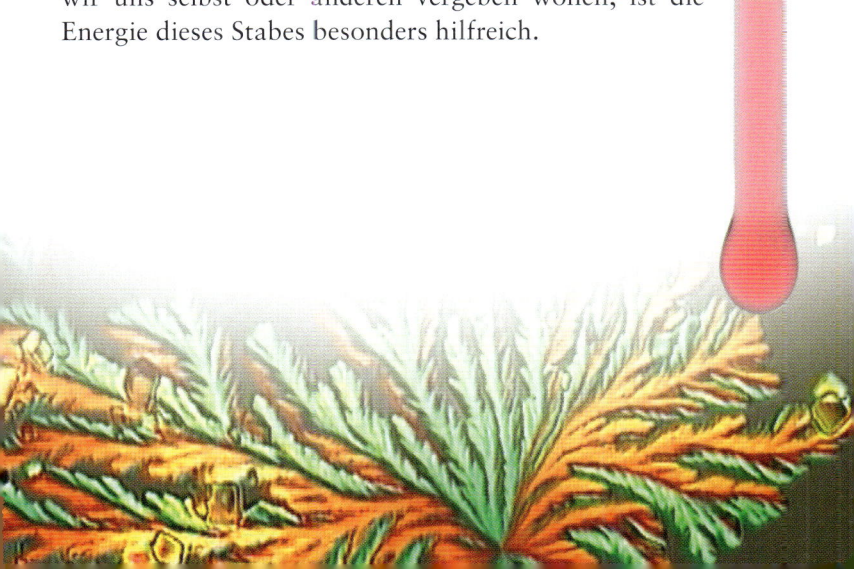

WS 47

Alte Seele

Königsblau über Zitronengelb

Basisenergie:
Eine Zeit, die dazu geeignet ist,
neue Ziele zu formulieren

Affirmation:
Ich erlaube meinen intuitiven Fähigkeiten,
sich zu entfalten, während ich völlige
intellektuelle Klarheit erlange.

Die Qualität dieses Stabes ist es, die Wahrnehmung durch das Dritte Auge zu entwickeln und zu stärken. Der WS 47 unterstützt uns dabei, Unterscheidungen auf spirituellen Gebieten zu erkennen. Er fördert das Gleichgewicht zwischen dem analytischen und dem kreativen Denken und kann den Zugang zu bereits verfügbarem Wissen öffnen. Er unterstützt eine klare Wahrnehmung, das Definieren von Gefühlen und öffnet den Zugang zu den eigenen Gefühlen, nachdem zuvor der Intellekt dominiert hat. Seine Energie hilft uns dabei, das Geschenk des Smaragds in unserem Herzen zu verstehen.

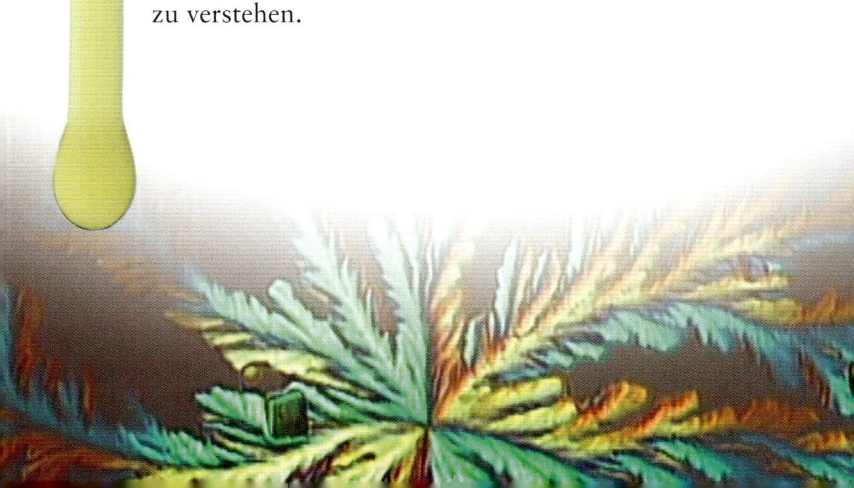

Violett über Klar

Basisenergie:
Spirituelle Reinigung; eine Zeit, die dafür geeignet
ist, nach innen zu schauen

Affirmation:
Indem ich das Licht in mir erkennen kann,
finde ich in meine Lebensfreude.

Dieser Stab steht uns hilfreich zur Seite, wenn wir uns
einem reinigenden Prozess unterziehen. Er unterstützt
die Transformationsarbeit an uns selbst und hilft,
den Kontakt zur göttlichen Inspiration herzustellen.
Zudem kann er uns ein Gefühl dafür vermitteln, dass
das Leben viele Gründe zur Freude bietet und dass
jeder Tag voller Wunder steckt. Er hilft uns dabei, uns
auf das Wesentliche zu konzentrieren und dem auch
gewissenhaft nachzugehen. Das Gefühl der inneren
Leere lässt sich mit seiner Energie auflösen. Der WS 48
bringt die Trauer an die Oberfläche, aber auch das
Licht in unser tägliches Wasser und so mehr Freude in
unser Sein. Wir erkennen, dass auch in der tiefsten Tiefe
unseres Selbstes dieses Licht scheint.

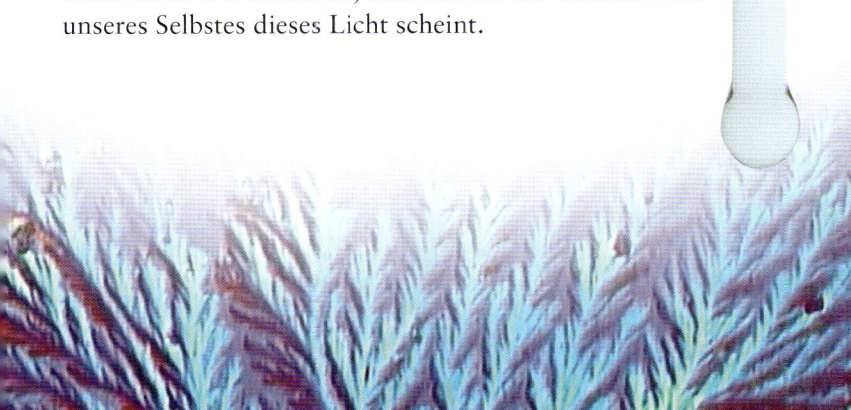

Der neue Bote

Türkis über Violett

Basisenergie:
Geistige Beweglichkeit durch Meditation

Affirmation:
Ich öffne mich für neue Botschaften
in meinem Leben.

Dieser Stab hat die wunderschöne Aufgabe, uns für die Liebe zu öffnen und den Ausdruck von Gefühlen zu unterstützen. Er hilft uns dabei, den eigenen Weg klarer zu erkennen und mit anderen Menschen über spirituelle Themen zu reden. Er unterstützt uns bei Veränderungen dadurch, dass wir verstehen, dass sich Dinge verändern müssen. So können die Verzweiflungen aufgelöst werden, die manchmal durch Veränderungen verursacht werden. Der WS 49 kann ein neues Gefühl des Gleichgewichts erzeugen. Dieser Stab harmonisiert und schafft Ausgewogenheit in allen Herzensthemen und Angelegenheiten, die unseren Emotionalkörper betreffen.

Hellblau über Hellblau

Basisenergie:
Die Kraft hinter dem Thron des Bewusstseins

Affirmation:
Dein Wille geschehe durch mich.

Der dem aufgestiegenen Meister El Morya entsprechende Stab kann uns dabei unterstützen anzunehmen, dass wir unser Leben ganz und gar in Übereinstimmung mit dem großen Ganzen führen. Der Waterstick hilft uns dabei herauszufinden, woran wir wirklich glauben. Seine Energie stärkt unsere spirituelle Inspiration und führt uns an unseren Lebenssinn heran. Der WS 50 hilft dabei, Gottes Wille und den eigenen Willen zu erkennen. Er lässt uns das Licht und die Wahrheiten in unserem Leben erkennen und bringt uns in Kontakt mit unserer weiblichen und unserer männlichen Seite. Seine Energie erschafft zwischen den zwei Aspekten eine Ausgewogenheit. Außerdem kann der Stab Klarheit und Ausgeglichenheit bei Problemen mit Autoritäten bringen. Er gibt uns tiefen Frieden und Selbstverständnis und hilft uns, Extreme auf der Gefühlsebene auszugleichen. Auch beim Auflösen von Blockaden, besonders im kommunikativen Bereich, können wir den Waterstick einsetzen.

WS 51

Kuthumi

Blassgelb über Blassgelb

Basisenergie:
Kommunikation in beide Richtungen;
wie oben, so unten

Affirmation:
Ich lasse meine Ängste los und gehe den Weg
der Freude.

Dieser Stab unterstützt unseren Intellekt auf der Suche
nach Wahrheit. Er kann uns eine hohe geistige Agilität
bringen, besonders wenn es um Zahlen geht. Der WS 51
eröffnet uns ein tiefes Verständnis für die Wahrheit und
hilft uns, diese auch anzuwenden. Außerdem kann er
bei der Lösung von intellektuellen Problemen hilfreich
sein. Er unterstützt die Integration von Wissen und
Weisheit und fördert die geistige Flexibilität. Bei vielen
Arten von Anspannungen wirkt die Energie des Stabes
positiv. Dieser Waterstick bringt auch Freude in ein
freudloses Leben. Mit seiner Energie können wir eine
Verbindung zwischen dem Reich der Engel »oben« und
dem Reich der Naturwesen »unten« herstellen. Auch
das Unterscheidungsvermögen bei spirituellen Themen
unterstützt er. Diese Energiequalität hilft uns, durch den
Schleier der Verwirrung in die Klarheit zu gelangen.

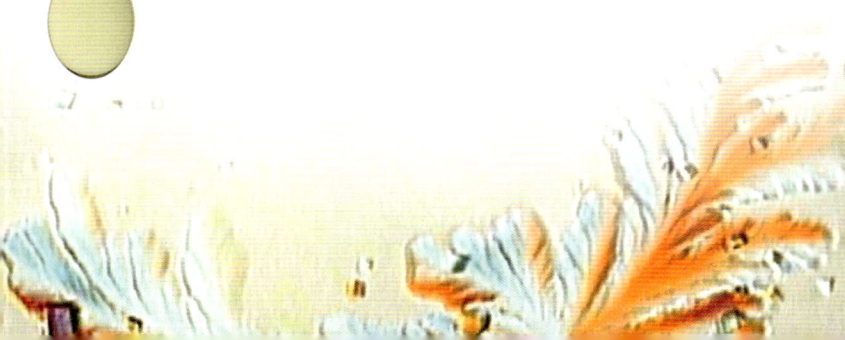

Hellrosa über Hellrosa

Basisenergie:
Spirituelles Wachstum durch die Fähigkeit
zu lieben

Affirmation:
Ich bin die Kraft der Liebe, die mir hilft,
das zu sein, was ich wirklich bin.

Die Energie des WS 52 unterstützt den Vorgang des Erwachens und hilft uns dabei, während der Meditation in die Konzentration zu kommen. Sie kann uns auch wieder sicher zur Erde zurückbringen. Der Stab unterstützt die Entwicklung eines Bewusstseins von liebender Freundlichkeit, das wir mit anderen teilen können. Seine Energiequalität kann einen rastlosen Geist beruhigen, die Integration in weibliche Rollenmodelle unterstützen und die Intuition sowie die Konzentration fördern. Auch bei Prozessen, die die Selbstliebe betreffen, kann der Stab unterstützend wirken. Wir gelangen zu neuen musikalischen Erlebnissen, wenn wir den Stab sehr bewusst vor Konzerten verwenden. Der WS 52 hilft uns bei der Entwicklung der bedingungslosen Liebe zu uns selbst und zu allem Lebendigen.

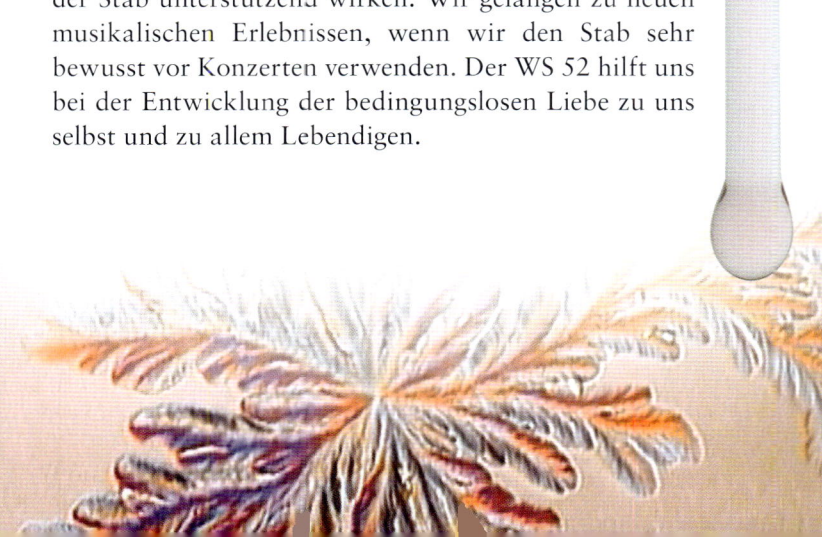

WS 53

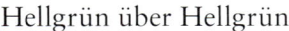

Hilarion

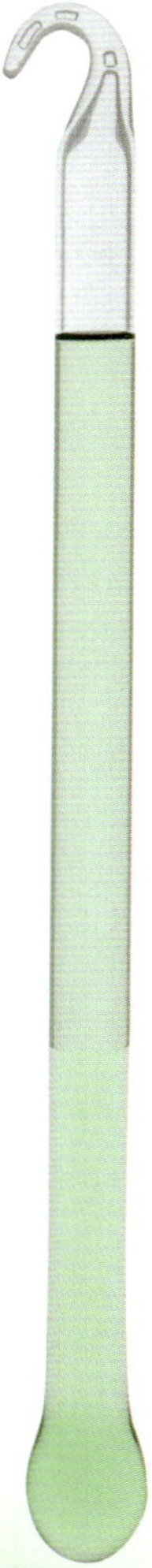

Hellgrün über Hellgrün

Basisenergie:
Das reine Herz; Regeneration

Affirmation:
Ich gehe den Weg meiner Herzenswahrheit
und finde so den Smaragd,
der in meinem Herzen liegt.

Dieser Stab unterstützt uns dabei, unseren Weg zu finden. Er hilft uns auch, zu sehen, zu hören, nach der Wahrheit zu leben und aus dem Leben eine wertvolle Erfahrung zu machen (der Weg, die Wahrheit und das Leben). Durch seine Energie treten wir mit der Natur in Kontakt, sie fördert auch den Glauben. Der WS 53 kann dabei helfen, eine Situation aus verschiedenen Blickwinkeln zu betrachten und die richtige Richtung zu erkennen. Auch die spirituelle Verbindung im Hier und Jetzt wird durch seine Energie vertieft. Das energetisierte Wasser belebt den Geist und bringt frischen Wind in festgefahrene Situationen. Es kann Klarheit in jede Lebenssituation bringen. Beim Öffnen des Herzens und allen Dingen, die vom Herzen kommen, kann der Waterstick verwendet werden. Er hilft uns dabei, die eigene Wahrheit zu leben.

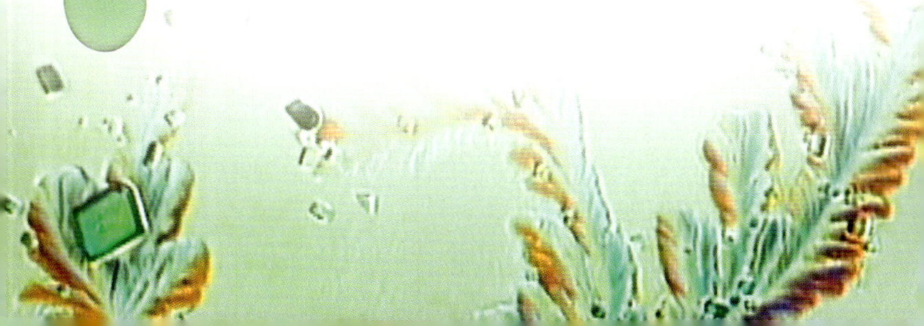

Klar über Klar

Basisenergie:
Die Kraft des Lichtes;
das sich ausweitende Bewusstsein

Affirmation:
Wenn ich den Sinn des Leidens verstehe,
komme ich in meine Klarheit und in die Vielfalt
des Regenbogens in mir.

Dieser Waterstick kann Klarheit und Klärung in allen Situationen bringen. Bei der Veränderung von Energien, vor allem beim Zulassen von Energien, kann uns der Stab unterstützen. Seine Energie unterstützt uns auch beim Loslassen zu hoch gesteckter Erwartungen und lässt uns das akzeptieren, was ist. Bei der Trauerarbeit kann der Waterstick eingesetzt werden, er lässt angestaute Tränen fließen. Er steht uns in schwierigen Zeiten bei. Außerdem fördert er das Bewusstsein für den eigenen Lichtkörper, erweckt den Regenbogen in uns und balanciert die Chakren aus. Das energetisierte Wasser eignet sich hervorragend für alle Reinigungsarbeiten, von der Reinigung von Edelsteinen oder Schmuck bis zur Wohnungsreinigung.

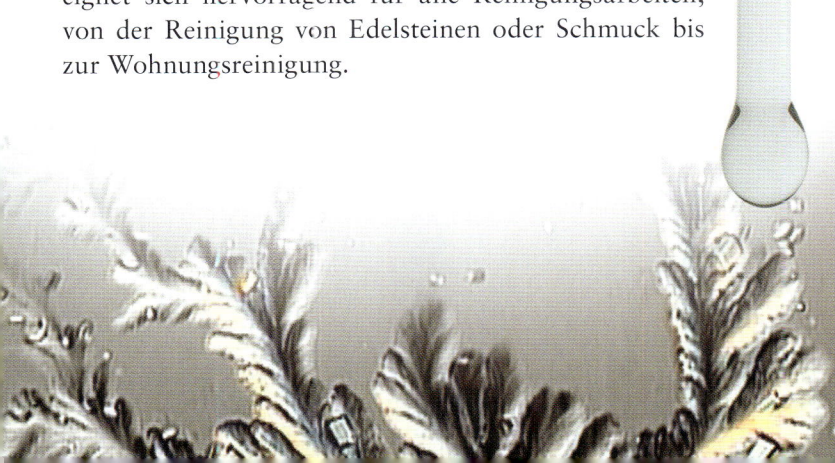

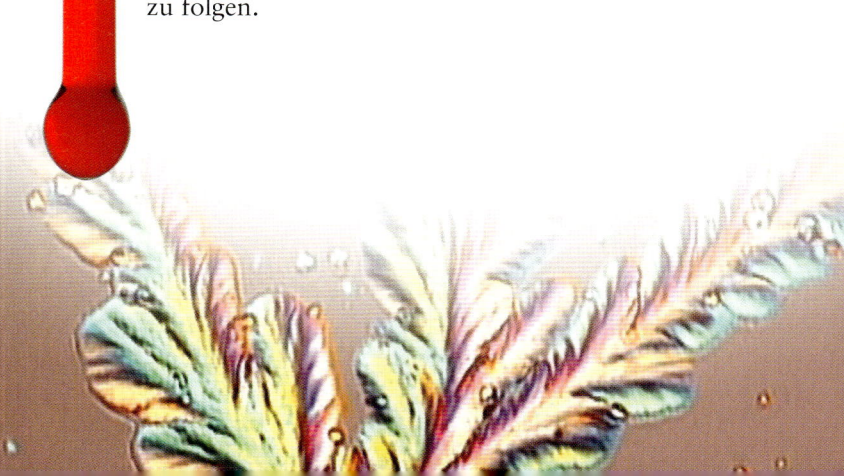

Der Christus

Klar über Rot

Basisenergie:
Licht und Inspiration fließen in die Welt
des Stofflichen ein.

Affirmation:
Ich habe die Energie dazu, mit dem Licht
und für das Licht zu arbeiten.

Der Stab unterstützt uns in der Initiation und im Wandlungsprozess. Mit seiner Hilfe kann ein klarer Raum für Energien entstehen. Er mildert das Gefühl, vom Leben getrennt zu sein. Dieser Waterstick stärkt unsere Fähigkeit, klare Gedanken zu fassen. Er schafft Distanz zur Identifikation mit allen Situationen und unterstützt uns dabei, alten Groll loszulassen. Durch seine Energie können wir uns mehr Gehör zu verschaffen oder das Gefühl, nicht gehört zu werden, ablegen. Außerdem können wir Frustrationen auflösen und negative Gefühle ins Positive transformieren. Dieser Stab kann uns die Kraft geben, unseren Idealen zu folgen.

Hellviolett über Hellviolett

Basisenergie:
Auf dem Pfad der höchsten Ordnung wandeln

Affirmation:
Ich lasse die spirituelle Kraft durch mich fließen.

Das energetisierte Wasser hilft uns dabei, Negativität auf allen Ebenen loszulassen. Der Stab unterstützt Reformen und die Suche nach einer höheren Wahrheit und er lehrt uns, schwierige gedankliche Prozesse zu meistern. Wenn wir zu stark in der Welt verankert sind, bestärkt uns die Energie des Stabes darin, die Leiden der Welt loszulassen. Der Waterstick kann auch eine Verbindung mit großer Fürsorge, Selbstliebe und innerer Liebe herstellen. Mit seiner Unterstützung können Gedanken, die sich im Kreis drehen, unterbrochen werden. Er hilft uns, die Intuition zu fördern, und kann negative Muster klären. In schwierige Situationen, besonders bei Konflikten mit anderen Menschen, bringt seine Energie Klarheit.

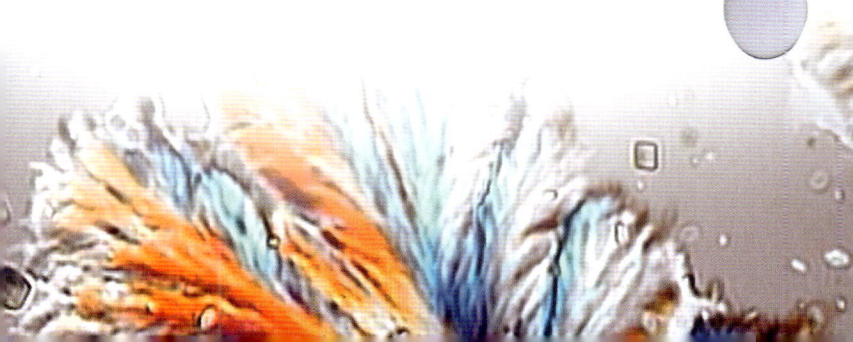

Pallas Athene und Aeolus

Hellrosa über Hellblau

Basisenergie:
Lass los und vertraue!; persönliche Unabhängigkeit

Affirmation:
Ich bringe Achtsamkeit und Liebe in die kleinen
Dinge des täglichen Lebens.

Dieser Waterstick unterstützt uns darin, Muster aus der
Vergangenheit aufzulösen und den Zugang zu altem Wissen freizulegen. Er kann den Weg zu kreativer Inspiration
von einer tiefen Seelenebene her ebnen und zu einer
inneren Balance zwischen verschiedenen persönlichen
Ebenen beitragen. Seine Energiequalität zeigt uns, wo
wir uns auf unserem spirituellen Weg befinden. Der
Waterstick unterstützt uns darin, die Liebe für das
Leben zu fördern, und bringt uns inneren Frieden.
Seine Energie hilft uns, die materielle Seite in unserem
Leben positiv zu betrachten. Durch die Verwendung
des Stabes in der Meditation oder zur Energetisierung
des Trinkwassers können wir eine Harmonisierung der
Gefühls- und der Verstandesebene erreichen und so den
spirituellen und den materiellen Weg in unserem Leben
leichter zu einem Weg zusammenführen, auf dem wir
unser Wohlbefinden steigern.

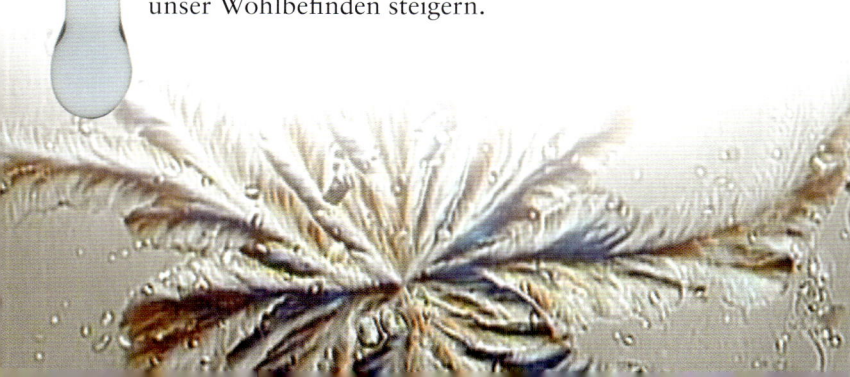

Hellblau über Hellrosa

Basisenergie:
Mutterliebe, Vaterliebe, spirituelle Liebe

Affirmation:
Ich bin im Hier und Jetzt, so wie mein Körper,
der immer in der Gegenwart ist.

Der Waterstick stellt eine Verbindung zwischen Geist und Materie her. Durch ihn können wir den göttlichen Funken in uns und in anderen erkennen. Die Energie des Stabes ist uns eine große Stütze bei spirituellen Veränderungen. Sie gibt uns Kraft in unangenehmen Situationen mit anderen Menschen oder in fremden Räumen. Außerdem hilft sie uns dabei, leichter durch Krisen zu gehen, besonders in Bezug auf unsere Rollen. Der Stab kann Gleichgewicht und Ruhe ins Denken bringen. Er unterstützt unsere Widerstandsfähigkeit und gibt uns den Mut, unangenehme Gefühle zu verändern und eine Überempfindlichkeit abzubauen. Das energetisierte Wasser unterstützt uns dabei, eindeutig im Hier und Jetzt zu sein und mit Veränderungen gut zurechtzukommen. Der Stab gibt uns ein Gefühl von Sicherheit und Schutz und kann auf Reisen sehr hilfreich sein, besonders bei Jetlags und Anpassungsschwierigkeiten aufgrund starker klimatischen Veränderungen.

Lady Portia

Hellgelb über Hellrosa

Basisenergie:
Gelegenheit zu großer Freude und tiefem Glück

Affirmation:
Ich lasse jegliche Beurteilung und Verurteilung los
und komme ganz in meine innere Balance.
Ich verstehe die Gesetze des Lebens.

Der Stab hilft uns zu erkennen, was bereits getan worden ist, und gibt uns einen klaren Fokus auf das, was noch vor uns liegt. Er unterstützt uns dabei, das Verurteilen und Verdammen anderer zu unterlassen, und hilft uns, nicht in diese Wertungssysteme zu geraten. Durch ihn können wir die Kraft erlangen, zu akzeptieren, dass nicht alle von uns erwählten Ziele erreichbar sind. Außerdem erleichtert uns die Energie des Stabes, die Selbstverurteilung loszulassen. Mit dem energetisierten Wasser erfahren wir eine sanfte Reinigung auf der Gefühlsebene, und auch anhaltender Ärger kann abgebaut werden.

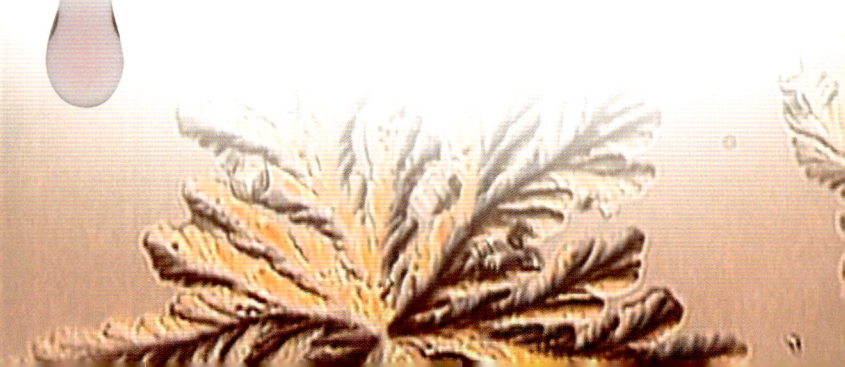

Blau über Klar

Basisenergie:
Sei still und »wisse«, wer du bist.

Affirmation:
Ich befreie mich von allen Begrenzungen und finde
dadurch in meinen eigenen tiefen Frieden.

Der Stab fördert die Gefühle des Friedens, kann uns
von Begrenzungen befreien und hilft dabei, das innere
Licht erstrahlen zu lassen und es zu erhalten. Seine
Energie unterstützt uns darin, unser Bewusstsein
für das, was in uns lebt und niemals zerstört werden
kann, aufrechtzuerhalten. Der WS 60 schafft ein tiefes
Verständnis für die Wurzeln unbewussten Leidens
und hilft uns, dieses Leiden loszulassen. Durch seine
Energie fällt es uns leichter, uns selbst zu hinterfragen
und zu einem positiven Wachstum zu gelangen. Das
energetisierte Wasser versetzt uns in die Lage, tiefen
Frieden zu finden und viele Dinge so zu akzeptieren,
wie sie sind. So erlangen wir eine Versöhnung mit allen
Begebenheiten unseres Lebens.

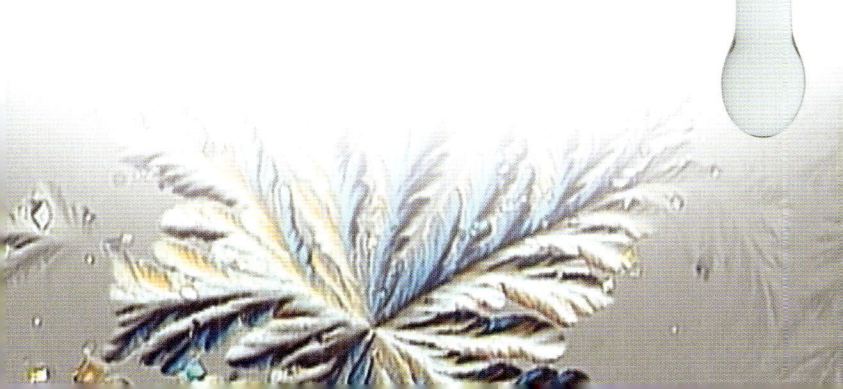

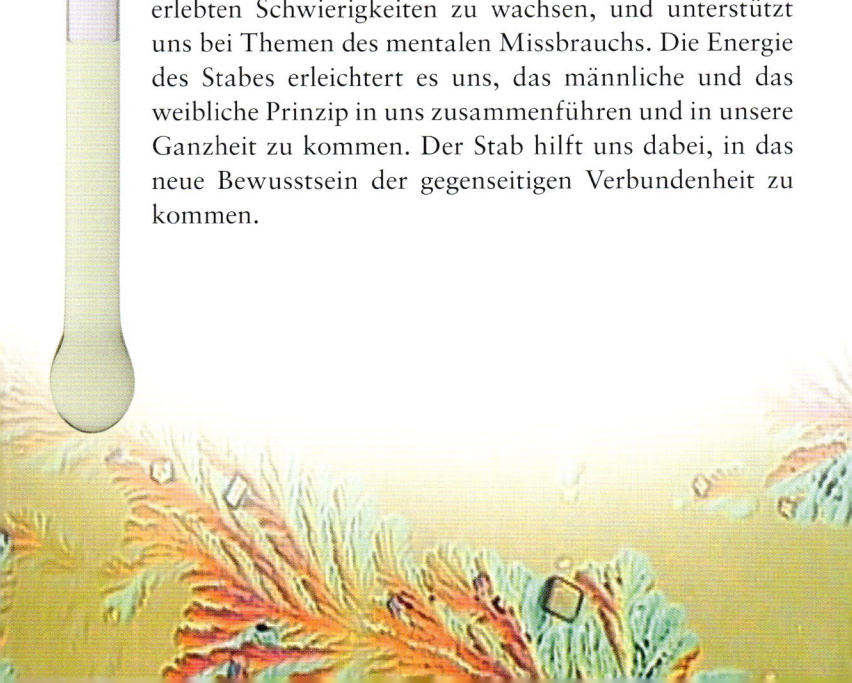

Hellrosa über Hellgelb

Basisenergie:
Wie oben, so unten

Affirmation:
Ich bin bereit, in meine Ganzheit zu kommen
und meinen männlichen und meinen weiblichen
Anteil zu vereinen.

Der Stab gibt dem Wasser eine freundliche, positive und rücksichtsvolle Energiequalität, die sich durch das Wasser in unseren ganzen Lichtkörper ausdehnen kann. Er unterstützt das Verständnis von Leid und fördert die tieferen Bewusstseinsebenen im Allgemeinen, aber auch in der Meditation. Der WS 61 gibt uns die Kraft, an den erlebten Schwierigkeiten zu wachsen, und unterstützt uns bei Themen des mentalen Missbrauchs. Die Energie des Stabes erleichtert es uns, das männliche und das weibliche Prinzip in uns zusammenführen und in unsere Ganzheit zu kommen. Der Stab hilft uns dabei, in das neue Bewusstsein der gegenseitigen Verbundenheit zu kommen.

Helltürkis über Helltürkis

Basisenergie:
Das Meer des reinen, universellen Bewusstseins

Affirmation:
Ich öffne mich für eine klare
Herzenskommunikation und lasse dadurch
den Individuationsprozess zu.

Mit der Energiequalität dieses Watersticks wird ein
äußerst inspirierendes, intuitives Wasser kreiert, das es
uns ermöglicht, eine klare Sicht der Dinge zu erlangen.
Der Stab unterstützt uns darin, alte Muster loszulassen,
und erschafft Freiheit in uns. Bei allen Themen der
Kommunikation, im Außen wie im Innen, hilft uns die
Energie des Stabes. Der Waterstick fördert die Demut,
stärkt das Vertrauen in den Fluss des Lebens und hilft
uns, unbewussten Druck loszulassen. Bei »gebrochenen
Herzen« kann seine Energie eine große Unterstützung
sein. Der Stab und hilft uns bei der Vergangenheitsbe-
wältigung. Er ist äußerst wohltuend für Menschen, die
jemanden geliebt haben, der nicht gut für sie war. Er
hilft ihnen, die entstandenen Schmerzen zu bewältigen,
und kann das Gefühl der Isolation lindern.

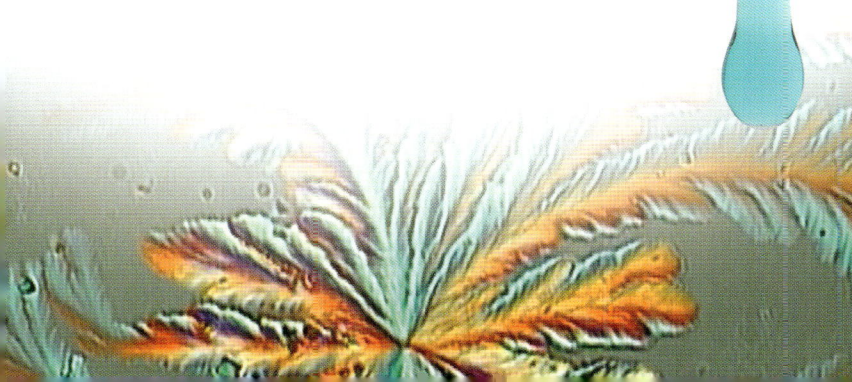

Djwal Khul und Hilarion

Smaragdgrün über Hellgrün

Basisenergie:
Neubeginn bringt Gleichgewicht
und Gerechtigkeit

Affirmation:
Ich gebe mir den Raum, den ich brauche,
um meine innere Wahrheit zu sehen und ihr zu folgen.
Ich öffne mich für neue Wege in meinem Leben.

Der Stab gibt uns die Energie, unseren Weg mit Mut zu beschreiten und unsere Wahrheit anderen mitzuteilen. Er kann Frieden und das Gefühl der Erneuerung bringen. Außerdem unterstützt er uns darin, den richtigen Weg zu finden, ihm zu folgen und dabei die wahren Ideale zu verfolgen. Die Energie des Watersticks unterstützt uns beim Auflösen von Phobien, insbesondere bei Agoraphobien und Klaustrophobien. Der WS 63 bringt uns tiefe Freude und lässt uns Grenzen und Abgrenzungsschwierigkeiten überwinden. Bei Neuanfängen können wir mit seiner Unterstützung den Weg und die Wahrheit unseres Herzens erkennen.

Smaragdgrün über Klar

Basisenergie:
Ich bin der Weg … höre zu und folge nach.

Affirmation:
Ich habe Weisheit, Mitgefühl und Verständnis.

Mit der Unterstützung des Stabes bekommen wir mehr Verständnis für die Zyklen des Lebens, das von Werden und Vergehen, Tod und Wiedergeburt, getragen wird. Der Waterstick hilft uns dabei, die Weisheit, die wir durch unsere Lebenserfahrung gewonnen haben, zu erkennen. Er kann unser Schicksal in eine neue Richtung weisen und einen Neubeginn ermöglichen. Seine Energie unterstützt uns bei der Wahrheitssuche, bringt Klarheit ins Unterbewusste und lässt uns erkennen, welche Tendenzen unser Verhalten bestimmen. Der Stab kann uns zu mehr Klarheit im Gefühlsleben verhelfen und erleichtert uns die schwierigen Prozesse des Loslassens, indem er Ausgewogenheit schafft. Er bringt uns den Geist der Wahrheit, damit dieser das Licht in unserem Inneren entzünden kann.

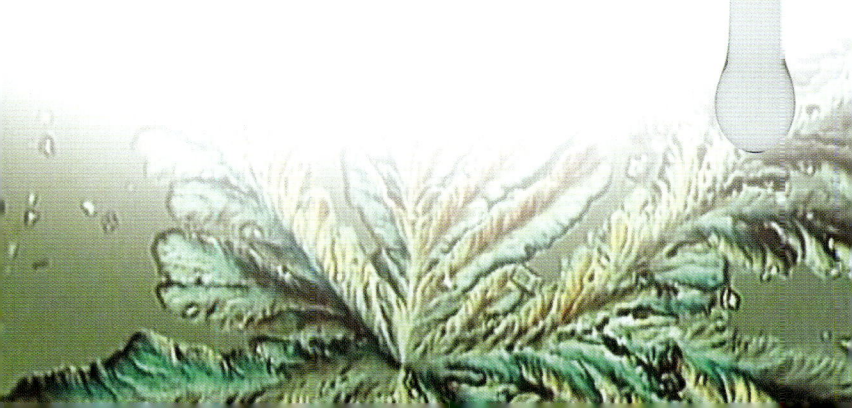

Den Kopf im Himmel und die Füße auf der Erde

Violett über Rot

Basisenergie:
Das »Ich Bin« kommt auf die Welt.; Transformation

Affirmation:
Ich bin mir bewusst, wo ich stehe
und wohin ich gehe.

Mit der Hilfe dieses Stabes kann die Spiritualität auf
die Erde kommen. Er fördert das Finden hoher Ideale
und gibt uns den starken Willen, sie zu verstehen.
Er kann Energie kreieren, die uns unterstützt, wenn
wir im Dienst der Welt stehen. Seine Energie hilft
Menschen in Führungspositionen und schenkt ihnen
neue Kraft, wenn sie sich erschöpft fühlen. Der WS 65
hilft uns, die Produktivität zu steigern und neue
Kraftreserven zu erschließen. Außerdem fördert er unser Selbstverständnis und kann uns mentale Klarheit
bringen. Seine Energie erleichtert es uns, aus negativ
wahrgenommenen Gefühlen konstruktive Gedanken
zu erschaffen. Der Stab kann eine gewisse Distanz
zu Dingen vermitteln, damit unsere Reaktionen in
Handlungen umgewandelt werden.

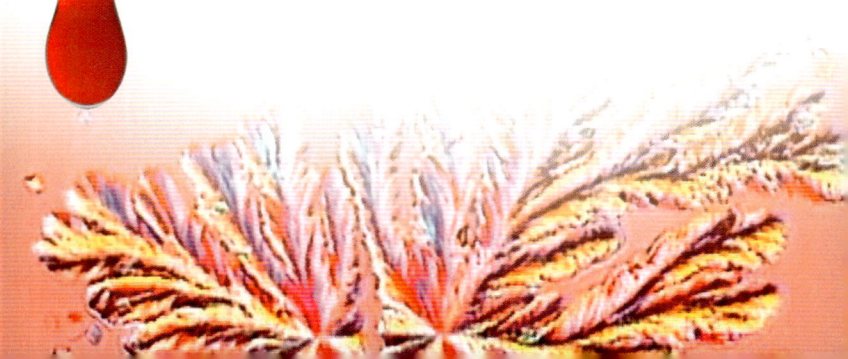

Hellviolett über Hellrosa

Basisenergie:
Liebe, die keine Bedingungen stellt
im Dienen für die anderen

Affirmation:
Ich stelle meine Liebe in den Dienst der Welt.

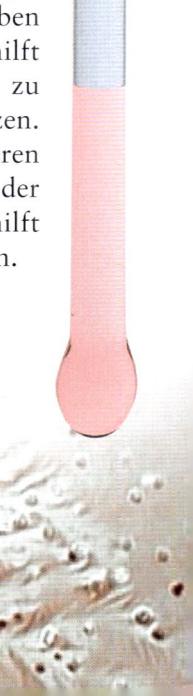

Der Stab unterstützt Menschen, die sich um die Schönheit im Außen zu viele Gedanken machen. Er führt
sie an die bleibende, wirkliche Schönheit im Inneren
heran. Er steht uns zudem hilfreich zur Seite, wenn wir
uns an unsere Lebensaufgabe herantasten und uns in
den Dienst am großen Ganzen stellen. Seine Energie
gibt uns die Stärke und das Vertrauen, diese Aufgaben
anzunehmen und auszuführen. Der Waterstick hilft
uns, fehlgeleitete Energie zu befreien, uns neu zu
fokussieren und die freie Energie sinnvoll einzusetzen.
Mit seiner Energie können wir Liebe akzeptieren
und empfangen. Der WS 66 unterstützt uns bei der
realistischen Betrachtung von Mitmenschen und hilft
uns, diese Sichtweise in unser Leben zu integrieren.

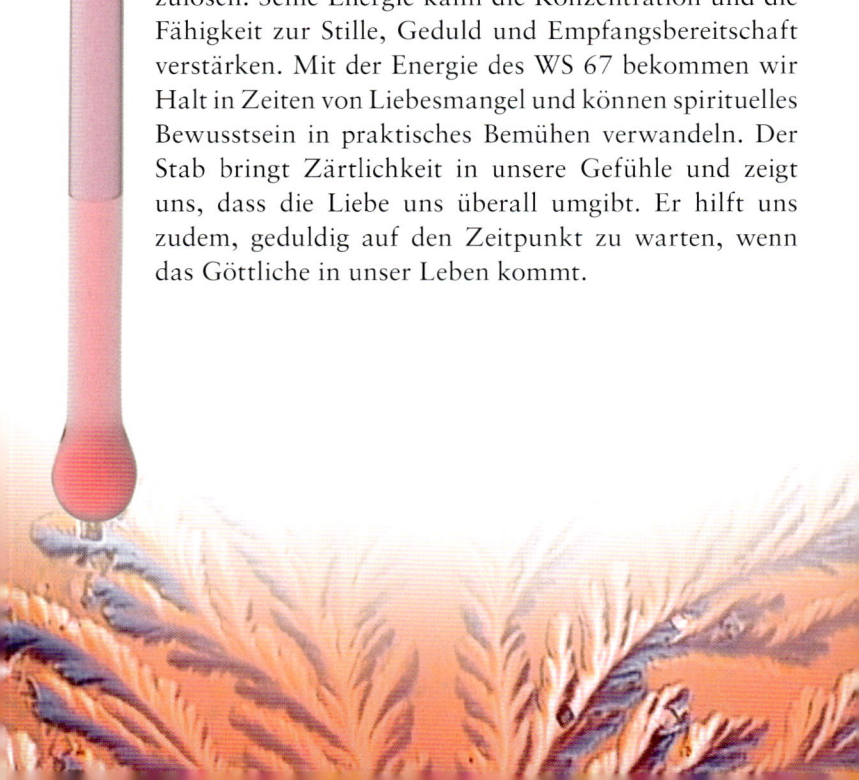

WS 67

Göttliche Liebe/
Liebe in den kleinen Dingen

Magenta über Magenta

Basisenergie:
Göttliche Liebe verschmolzen mit dem Dienen

Affirmation:
Ich bringe meine Aufmerksamkeit
und Liebe in die kleinen alltäglichen Dinge.

Dieser Waterstick bringt Liebe in die kleinen Alltags-
begebenheiten und hilft uns, Desillusionierung aufzulösen. Seine Energie kann die Konzentration und die
Fähigkeit zur Stille, Geduld und Empfangsbereitschaft
verstärken. Mit der Energie des WS 67 bekommen wir
Halt in Zeiten von Liebesmangel und können spirituelles
Bewusstsein in praktisches Bemühen verwandeln. Der
Stab bringt Zärtlichkeit in unsere Gefühle und zeigt
uns, dass die Liebe uns überall umgibt. Er hilft uns
zudem, geduldig auf den Zeitpunkt zu warten, wenn
das Göttliche in unser Leben kommt.

Blau über Violett

Basisenergie:
Friede und Erfüllung;
Unterscheidungsvermögen im Spirituellen

Affirmation:
Ich bin bereit, zu beenden, was beendet werden
muss, um so Raum für einen Neubeginn
zu schaffen.

Der Stab vermittelt uns Verständnis für Frieden und Spiritualität. Er unterstützt unsere Transformationsprozesse und bringt Frieden in spirituelle Probleme. Der WS 68 hilft uns, klarere Ideale zu gewinnen, und fördert die Fähigkeit, sie besser darzustellen. Mit seiner Energie erhalten wir die Möglichkeit, unsere Gedanken optimal zu strukturieren, bevor wir sie ausdrücken. Die Energie des Stabes hilft uns, Konventionen zu verstehen und hinter sie zu blicken, aber auch bei der Entwicklung einer eigenen Philosophie. Bei anstehenden Plänen und deren Umsetzung kann uns das energetisierte Wasser unterstützen. Der Waterstick bringt uns in Kontakt mit einer realistischen Sicht auf gefühlsbetonte Gebiete. Er hilft uns, zu beenden, was beendet werden muss, damit ein Neuanfang möglich wird.

WS 69

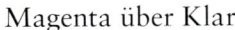

Magenta über Klar

Basisenergie:
Gereinigte Begierden; die Antriebskraft der Liebe

Affirmation:
Ich bin mir der Liebe, die in mich
und durch mich strömt, bewusst.

Dieser Waterstick kann uns mit unserem Lebensweg in Verbindung bringen und uns dabei helfen, das Leben zu verstehen. Er unterstützt uns darin, diszipliniert unseren Idealen zu folgen. Er hat die Kraft, uns mit dem universellen Bewusstsein in Kontakt zu bringen. Mit seiner Unterstützung können viele Menschen die Schönheit in der materiellen Welt wieder stärker wahrnehmen und sie auch mehr würdigen. Der WS 69 hilft uns, in schwierigen Zeiten zentriert zu bleiben. Mit seiner Energie können wir nach einer schwierigen Lebensphase unser Selbstbild wieder aufbauen, indem wir Liebe und Achtsamkeit in jeden Schritt und in jede Handlung legen. Der Stab sorgt für die Balance zwischen den Extremen.

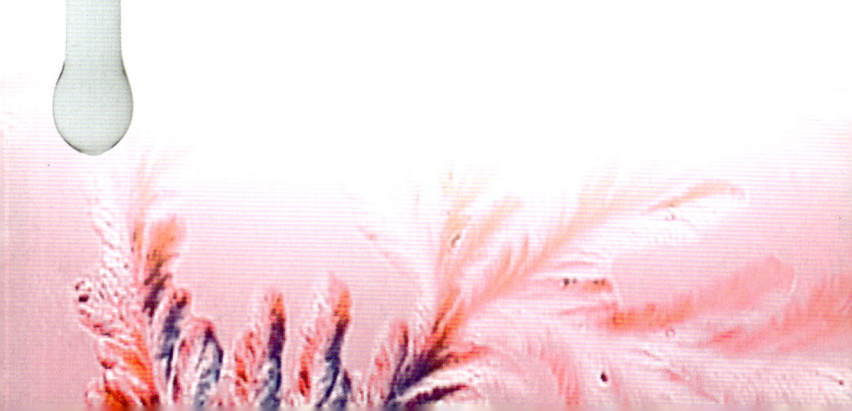

Gelb über Klar

Basisenergie:
Licht in den astralen Nebel hinein scheinen lassen

Affirmation:
Ich öffne mich für Klarheit und Freude
in meinem Leben.

Mit der Energie des Watersticks gelingt es uns leichter, uns für die Freude zu öffnen, damit Klarheit in unser Leben gelangt. Der Stab kann uns Schutz bieten und hilft uns, die spirituelle Lethargie zu überwinden. Wenn wir Einsichten gewinnen wollen, besonders in die Natur des Bewusstseins, können wir diesen Waterstick nutzen. Mit seiner Unterstützung können wir geistige Verwirrung und Selbstunzufriedenheit durch Klarheit beseitigen. Der WS 70 kann uns zeigen, welche Freude das eigene Denkvermögen bringen kann. Durch diese Energie schaffen wir einen Zugang zur inneren Weisheit. Der Stab hilft uns, neu gewonnenes spirituelles Wissen zu integrieren, und unterstützt uns dabei, ein positives Gefühl für Ehrgeiz zu entwickeln. Außerdem gibt er uns Halt in Zeiten der Einsamkeit und lässt uns zufrieden sein mit dem, was das Hier und Jetzt uns bietet.

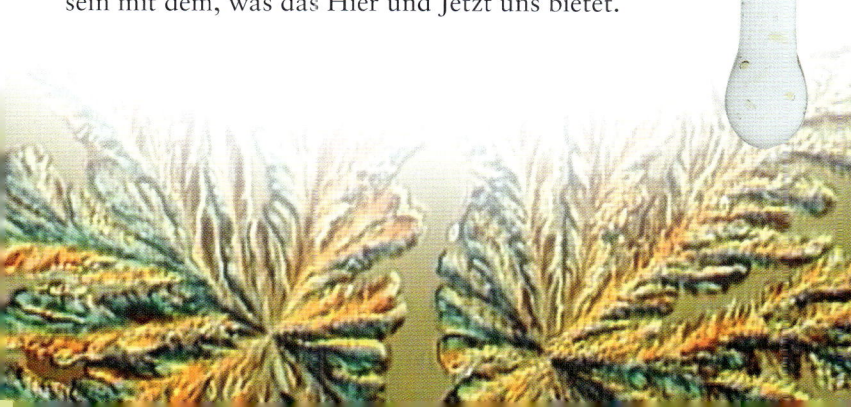

Rosa über Klar

Basisenergie:
Erweiterung des Bewusstseins
durch die grenzenlose Kraft der Liebe

Affirmation:
Ich gehe achtsam mit meinen Gedanken um.

Die Energie des Stabes kann die Sinnlichkeit erweitern und das Einfühlungsvermögen, die Intuition und die Kreativität stärken. Er ist hilfreich in Zeiten, in denen wir uns selbst mehr Fürsorge und Liebe entgegenbringen wollen. Auch hilft er uns dann, das Unterscheidungsvermögen für diese Dinge zu schärfen. Mit seiner Energie können wir akzeptieren, dass wir uns unsere Lebensumstände selbst geschaffen haben. Der WS 71 hilft uns dabei, irrationale Gedanken zu überwinden und uns wieder auf die sanfteren menschlichen Qualitäten, wie Intuition oder Gnade, zu konzentrieren. Er bestärkt uns dabei, nach Innen zu schauen und das Gesehene mit Liebe und nicht in beurteilender Art zu betrachten. Zudem kann er Gefühle des Nicht-Geliebt-Werdens auflösen.

Blau über Orange

Basisenergie:
Die inneren emotionalen Bedürfnisse mitteilen
und nähren

Affirmation:
Voller Freude bringe ich meine Innenwelt
und meine Außenwelt in Harmonie.

Der Waterstick lässt uns die eigenen Bedürfnisse
erkennen, woraus ein Gefühl der Unabhängigkeit
entstehen kann. Er bringt uns wieder in Kontakt mit
unseren Instinkten. Mit seiner Unterstützung können
wir unsere eigenen Erfahrungen anderen so mitteilen,
dass wir sie damit berühren. Der WS 72 unterstützt
uns darin, das Leben mit Humor zu betrachten und
immer wieder einen Schritt zur Seite zu machen, um
unsere Lebenssituation aus der Distanz zu betrachten.
So erkennen wir leichter, ob unser kleines Ego oder das
höhere Selbst in uns spricht. Der Stab unterstützt unsere
Wahrnehmung und die Beantwortung der Frage danach,
welcher Persönlichkeitsanteil in uns gerade das Sagen
hat. So erfahren wir eine größere Entscheidungsfreiheit.
Der Waterstick hilft, Spannungen loszulassen, damit
Friede eintreten und sich wahre Demut in uns ausbreiten
kann.

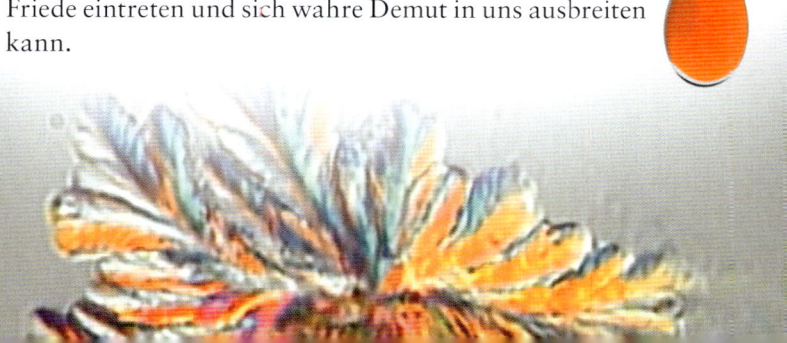

Chang Tsu

Gold über Klar

Basisenergie:
Weisheit aus der Tiefe des Selbst

Affirmation:
Indem ich über mich selbst lachen kann,
befreie ich mich.

Dieser Stab hilft uns dabei, innere Weisheit und Wissen nach außen zu bringen, und lässt uns erkennen, was wir wirklich brauchen. Mit seiner Hilfe können wir unser Unterscheidungsvermögen in spirituellen Fragen stärken. Zudem verbessert der Waterstick unsere Verbindung zum inneren Licht. Seine Stärke liegt darin, unser unabhängiges Denken zu fördern. Er zeigt uns, dass wir es sind, die die Dinge in unserem Leben anziehen, und er kann eine positive Atmosphäre für Gemeinsamkeit schaffen. Außerdem verhilft er uns zu ein bisschen mehr Leichtigkeit und Selbstironie, was sehr wohltuend und befreiend auf uns wirkt.

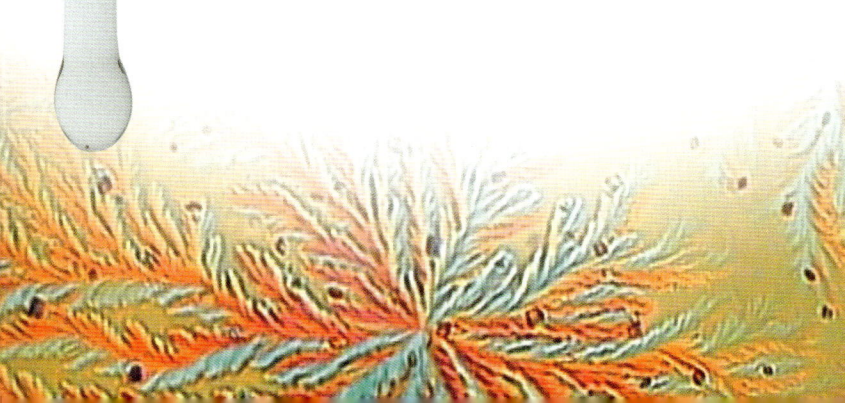

Hellgelb über Hellgrün

Basisenergie:
Gerechtigkeit durch Gleichgewicht

Affirmation:
Voller Freude gehe ich meinen Weg.

Der Stab kann uns zu Klarheit in schwierigen Situationen verhelfen und uns so Glück, Harmonie und Frieden bringen. Er unterstützt uns bei der Selbstfindung und Selbsterkenntnis. Mit seiner Hilfe können wir uns auf praktische Dinge konzentrieren, die getan werden müssen, um unsere spirituelle Entwicklung zu fördern. So können wir spirituelle Großzügigkeit entwickeln. Durch diese Aspekte kann es zu einer Verminderung der Selbstkritik kommen, ohne jedoch die Dinge, die verändert werden müssen, aus den Augen zu verlieren. Mit der Energie des Stabes können Muster aus der Vergangenheit erkannt werden, sodass wir an ihnen arbeiten können. Der WS 74 ist sehr hilfreich, wenn wir Klarheit in unsere Emotionen bringen wollen. Außerdem kann er am Beginn einer neuen Beziehung verwendet werden.

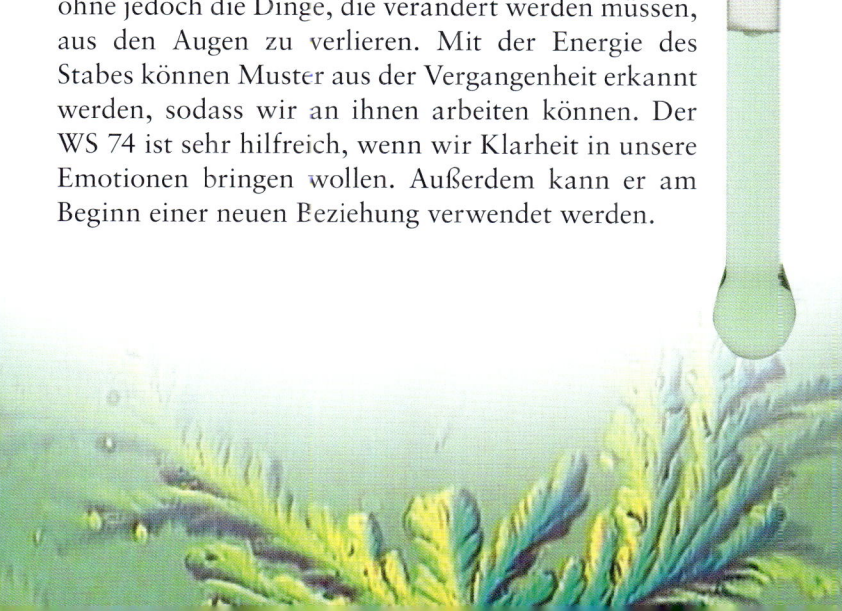

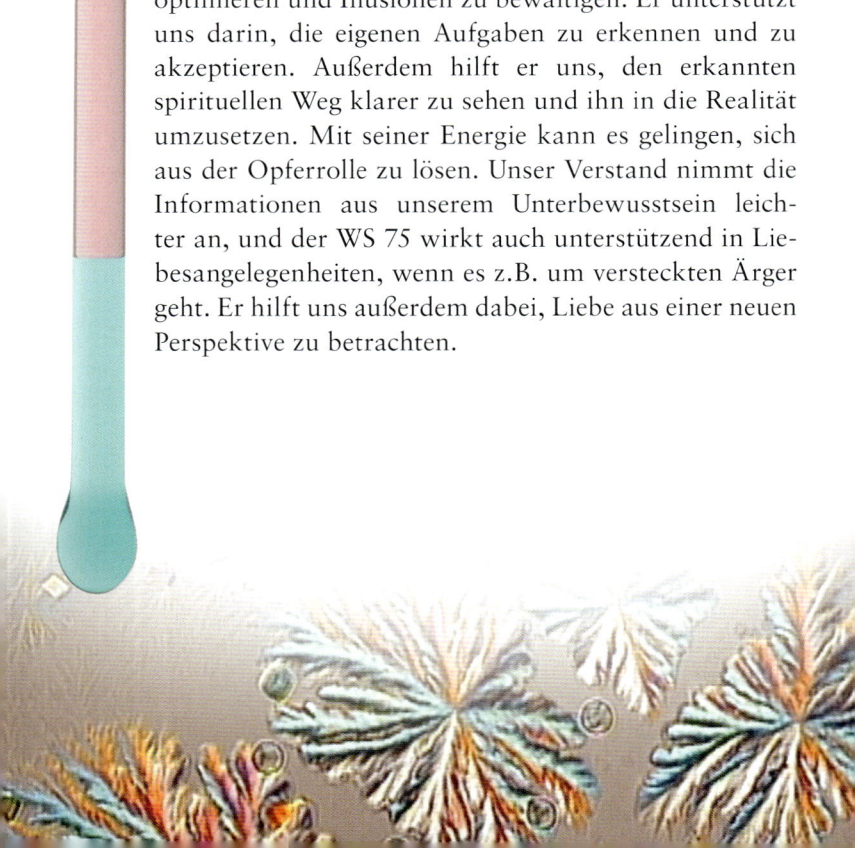

WS 75

Mit dem Fluss gehen

Magenta über Türkis

Basisenergie:
Eine Veränderung der Betrachtungsweise; eine
Gelegenheit dazu, die Dinge anders zu sehen

Affirmation:
Ich bin im Fluss des Lebens geborgen und geliebt.

Dieser Stab kann uns helfen, unsere Begabungen zu
optimieren und Illusionen zu bewältigen. Er unterstützt
uns darin, die eigenen Aufgaben zu erkennen und zu
akzeptieren. Außerdem hilft er uns, den erkannten
spirituellen Weg klarer zu sehen und ihn in die Realität
umzusetzen. Mit seiner Energie kann es gelingen, sich
aus der Opferrolle zu lösen. Unser Verstand nimmt die
Informationen aus unserem Unterbewusstsein leichter an, und der WS 75 wirkt auch unterstützend in Lie-
besangelegenheiten, wenn es z.B. um versteckten Ärger
geht. Er hilft uns außerdem dabei, Liebe aus einer neuen
Perspektive zu betrachten.

Rosa über Gold

Basisenergie:
Weisheit aus der Vergangenheit, ausgedrückt
durch die Liebe, die keine Bedingungen stellt

Affirmation:
Ich vertraue der Weisheit und Liebe in mir.

Der Waterstick kann uns durch die Eigenliebe zu
unserem eigenem Potenzial führen. Er unterstützt die
Transformation der Weisheit aus unserer Vergangenheit
in die Gegenwart, damit sie im Hier und Jetzt anwendbar
wird. Mit diesem Stab können sich tiefe Erfahrungen und
Erinnerungen für uns öffnen. Der WS 76 löst Irritationen
von tief innen, indem wir den Respekt vor uns selbst
und Selbstliebe erlernen. Er stärkt unsere Geduld, sich
in Situationen, in denen es um andere Menschen geht,
zurückzunehmen. Diese Energie kräftigt die Fähigkeit,
uns um uns ausreichend zu kümmern.

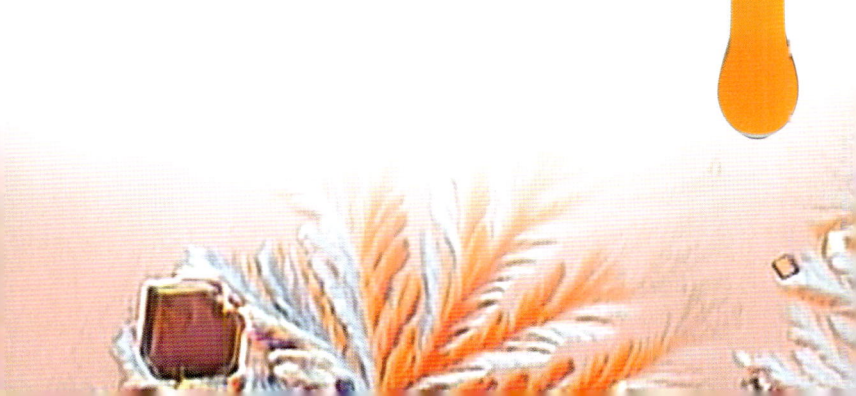

WS 77

Der Kelch

Klar über Magenta

Basisenergie:
Liebe und Licht werden manifestiert;
Vollendung im Stofflichen

Affirmation:
Ich lasse meine Illusionen gehen und öffne mich,
um Licht und Klarheit zu empfangen.

Mit der Energie des Stabes können wir die gebündelte Kraft des Lichtes in unser Trinkwasser bringen und so stellt uns das Wasser die volle Lebenskraft, die in ihm ruht, zur Verfügung. Der WS 77 hilft uns dabei, die göttliche Liebe in unser tägliches Leben zu bringen. Durch seine Unterstützung auf der geistigen Ebene hilft er uns, Spiritualität und Unterscheidungsvermögen zu entwickeln. Wenn wir klare Informationen von »oben« erhalten und diese integrieren wollen, können wir mit der Energie dieses Stabes arbeiten. Er hilft uns auch dabei, von persönlichen Interessen Abstand zu gewinnen und durch das Loslassen von Illusionen klarer zu sehen.

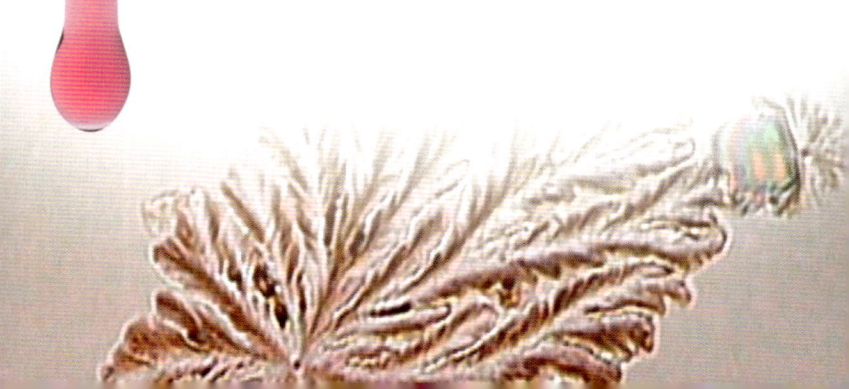

Violett über Tiefmagenta

Basisenergie:
Friedlich und verlässlich

Affirmation:
In jedem Ende liegt ein strahlender Neubeginn.

Die Energie des WS 78 hilft uns, tiefen inneren Kummer loszulassen. Der Waterstick unterstützt uns dabei, unser Karma zu verstehen, er hilft uns, uns zu fokussieren und in die Konzentration zu kommen und zeigt uns, dass Dienen zu einer großen Befriedigung führen kann. Seine Energie kann dabei helfen, das Dritte Auge anzuregen. Der Stab kann uns nach einer langen Trauerphase dabei unterstützen, wieder Freunde in unser Leben zu bringen. Er eignet sich hervorragend zur Unterstützung bei der Arbeit mit unserem Inneren. Außerdem öffnet er uns für das Göttliche in allen Lebenssituationen und hilft uns, Körper, Geist und Seele zu einer Ganzheit zusammenzuführen.

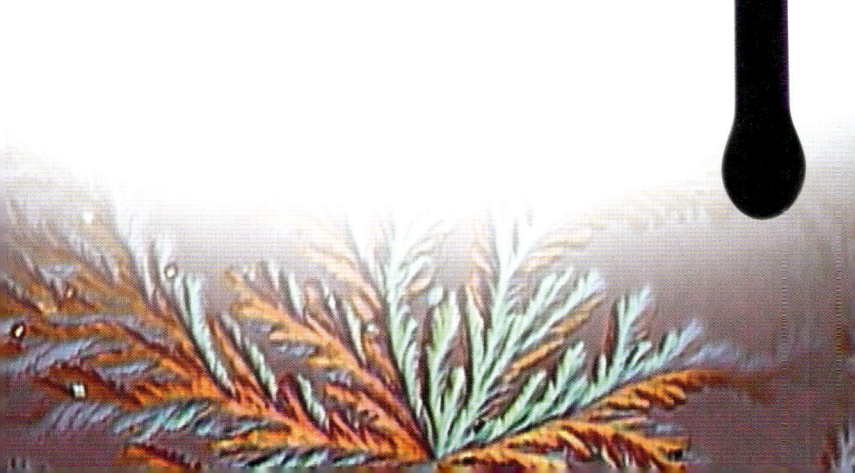

WS 79

Der Vogel-Strauß-Stab

Orange über Violett

Basisenergie:
Eine tiefe Heilung für eine Schocksituation

Affirmation:
Voller Freude nehme ich die Herausforderungen
des Lebens an.

Das energetisierte Wasser kann uns zu einer tiefen Aus-geglichenheit von innen heraus verhelfen. Dieser Wa-terstick unterstützt uns dabei, spirituelle Extreme los-zulassen und großes inneres Wachstum entstehen zu lassen. Seine Energie ermöglicht es uns, alte Muster zu erkennen, und hilft uns dabei, sie loszulassen. Der WS 79 bestärkt uns darin, unser volles Potenzial zu erkennen und es auch zu verwirklichen. Durch seine Unterstüt-zung werden Beziehungen, die auf Abhängigkeiten basieren, harmonisiert und Unabhängigkeit, Selbstliebe und tiefe Liebe gefördert.

Rot über Rosa

Basisenergie:
Energie zum Lieben und zum Auflösen;
ein Stab zum Loslassen

Affirmation:
Ich lasse meinen Ärger gehen und heiße
die Kraft der Liebe willkommen.

Der Stab kann uns dabei unterstützen, mit der Über-
lebensfrage zurechtzukommen, und uns die Kraft geben,
uns von aggressiven Gefühlen zu trennen. Er kann uns
für die Liebe öffnen und einen Gesinnungswandel
herbeiführen und Gefühle zulassen, die hinter einem
Mangel an Selbstliebe und Mitgefühl verborgen sind.
Die Energie des WS 80 kann das Gefühl der Getrennt-
heit mindern, uns in die Selbstliebe zurückbringen und
uns dabei helfen, emotionale Spannungen zu erkennen
und sie zu lösen. Der Stab erweckt in uns die Kraft der
Liebe zu uns selbst.

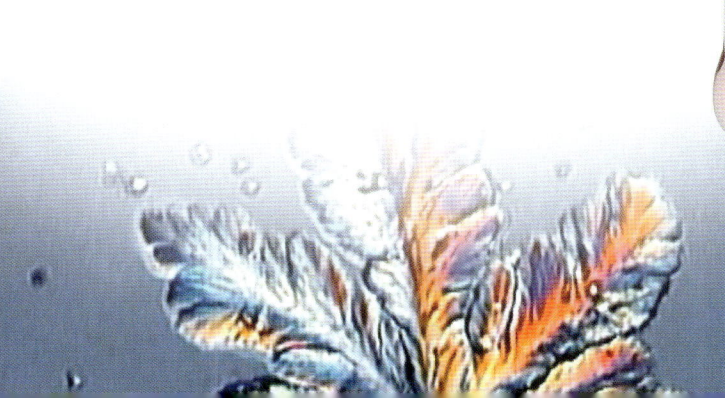

WS 81   Liebe, die keine Bedingungen stellt

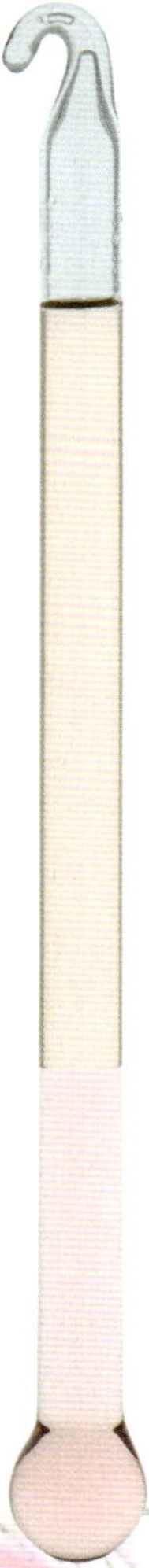

Rosa über Rosa

Basisenergie:
Mitgefühl und Verständnis;
das Bedürfnis nach Liebe

Affirmation:
Ich vertraue der Weisheit und der Liebe in mir.

Dieser Waterstick fördert unser Mitgefühl und das Bedürfnis nach Liebe und Selbstakzeptanz auf allen Ebenen. Außerdem kräftigt er die Intuition und die Konzentration. Diese Energie hilft uns dabei, intuitive Wahrnehmungen im Alltag umzusetzen. Der WS 81 öffnet das Herz für die bedingungslose Liebe und hilft uns, die warme, sanfte und alles umsorgende Kraft in uns selbst zu finden. Er bringt uns mit unseren Gefühlen in Kontakt und hilft uns, sie auch zu zeigen. Dieser Waterstick fördert viel Temperament und Energie.

Grün über Orange

Basisenergie:
Den Raum zu haben, um sich mit der inneren
Einsicht verbinden zu können;
tiefe Glückseligkeit des Herzens

Affirmation:
Voller Freude öffne ich mein Herz für eine neue
Richtung meines Lebens.

Der Stab kann viel Weisheit aus der Vergangenheit
mobilisieren und sie in unser Hier und Jetzt bringen.
Mit seiner Energie gewinnen wir ein hohes Maß an
Klarheit und er ermöglicht es uns, tiefe Einsichten zu
gewinnen und sie auch anderen Menschen mitzuteilen.
Er bringt uns dem Fluss der eigenen Gefühle näher und
kann vergangene spirituelle Konflikte lösen. Zudem
unterstützt der WS 82 bei der Schaffung von neuem
Raum, um mehr Freude und Einsicht zu erlangen, und
beim Neubeginn mit tiefen Veränderungen. Er kann
uns zur inneren Klarheit, Glückseligkeit und Freude
führen.

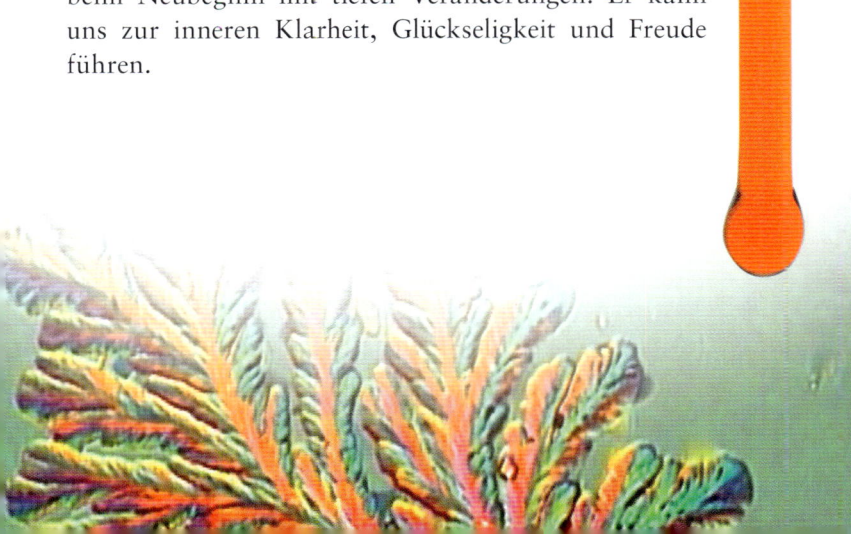

WS 83

Sesam öffne dich

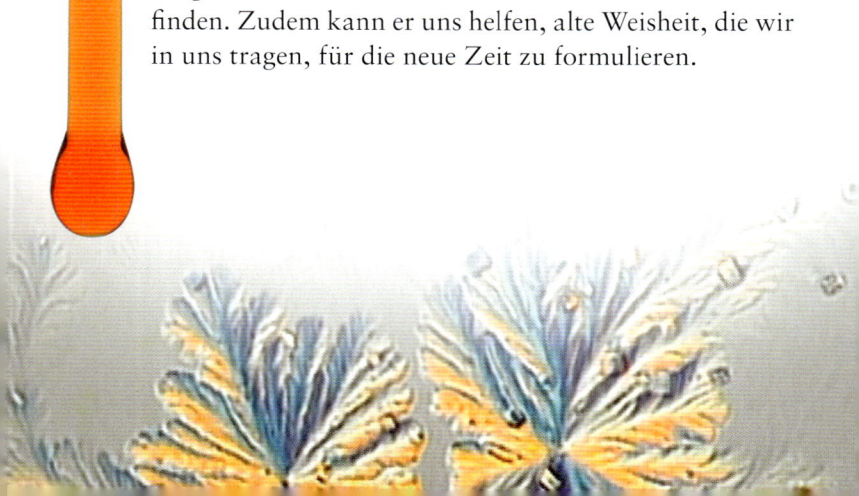

Türkis über Gold

Basisenergie:
Die Weisheit des Herzens

Affirmation:
Ich bin bereit, tiefste Freude zu empfangen
und sie mit anderen zu teilen.

Die Energie des Stabes öffnet die Tür zu altem Wissen, das durch unser Herz ausgedrückt werden kann und das uns erreicht und berührt. Der Waterstick unterstützt uns dabei, uns von Blockaden, die von spiritueller Verfolgung in der Vergangenheit ausgelöst werden, zu lösen und das kreative Potenzial in uns zu erwecken. Er steht uns auch hilfreich zur Seite, wenn wir tiefe Verwirrungen auflösen, er kann den Schleier um diese Verwirrungen lüften und uns den Sinn der Situation sichtbar machen. Der WS 83 führt uns zu unserem inneren Frieden und kann uns die Freude im alltäglichen Leben zeigen. Er unterstützt uns dabei, die eigenen Anspannungen und Sorgen besser zu verstehen und mehr Klarheit in uns zu finden. Zudem kann er uns helfen, alte Weisheit, die wir in uns tragen, für die neue Zeit zu formulieren.

Rosa über Rot

Basisenergie:
Verständnis für die eigene, im Inneren liegende
Leidenschaftlichkeit; der tiefe Wunsch,
sich um andere zu kümmern

Affirmation:
Ich lasse die Vergangenheit gehen
und öffne mich für die wahre Kraft der Liebe.

Dieser Stab kann unser Mitgefühl zu uns selbst und zu
anderen fördern und helfen, es auszudrücken. Er kann
die wirkliche Kraft der Liebe erwecken, den Wunsch,
zu umsorgen. Zudem unterstützt er die tiefe Intuition
und die Verbindung zur Christusenergie und öffnet uns
für die opferbereite Liebe. Er hilft uns dabei, uns selbst
besser wahrzunehmen und kann Zorn und Enttäuschung
lösen, besonders wenn diese Gefühle durch frustrierte
Liebe hervorgerufen wurden. Mit seiner Energie gelingt
es uns, die Vergangenheit loszulassen und offen in die
Zukunft zu blicken. Der WS 84 erweckt die wahre
Kraft der Liebe in uns.

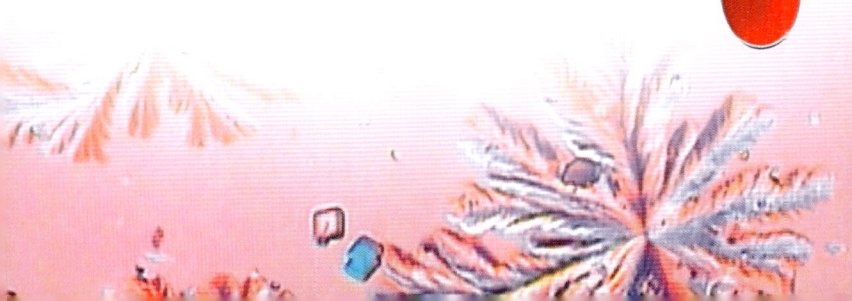

WS 85

Titania

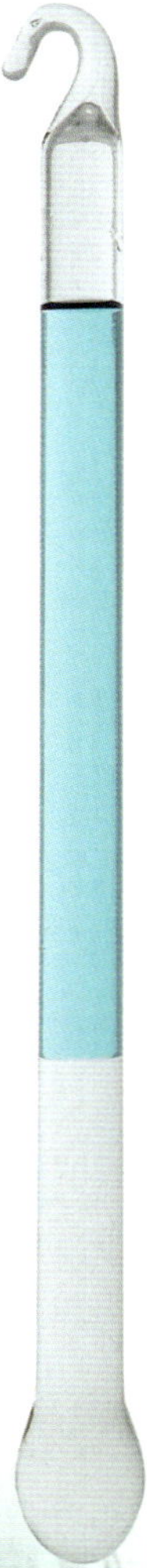

Türkis über Klar

Basisenergie:
Kommunikation in einer neuen Zeit, Erleuchtung

Affirmation:
Das Leben ist Liebe – ich liebe das Leben.

Die Energie des Watersticks kann uns helfen, uns der Intuition zu öffnen. Sie ermöglicht es uns, das eigene Licht zu zeigen und tiefe Blockaden aus unserer Vergangenheit aufzulösen, besonders wenn sie in Verbindung mit dem Ausdruck von spirituellen Dingen stehen. Der Stab hilft uns auch dabei, unsere Gefühle richtig auszudrücken, Probleme mit Autoritäten und der eigenen Kreativität aufzulösen sowie angestaute Tränen loszulassen.

Klar über Türkis

Basisenergie:
Ein Kanal für die kreative Kommunikation
des Herzens

Affirmation:
Ich bin ein Kanal für den Ausdruck
der Schöpfung.

Mit der Hilfe des Watersticks können wir Klarheit in Herzensangelegenheiten bringen und den Zugang zu altem Wissen öffnen. Er unterstützt uns dabei, spirituelle Werte und Wahrheiten auszudrücken. Für diejenigen, die ihre Kreativität beibehalten und offen sein wollen für einfache Lösungen, kann die Energie des Stabes hilfreich sein. Der WS 86 kann bei Konzentrations-schwierigkeiten helfen und uns auch in Kontakt mit unseren Gefühlen bringen. Seine Schwingung hilft uns, unsere Herzenswelt zu öffnen, und bringt unsere Gefühlswelt wieder ins Gleichgewicht. Mit seiner Energie können wir uns auch öffnen, damit sich die Schöpfung durch uns zeigen kann.

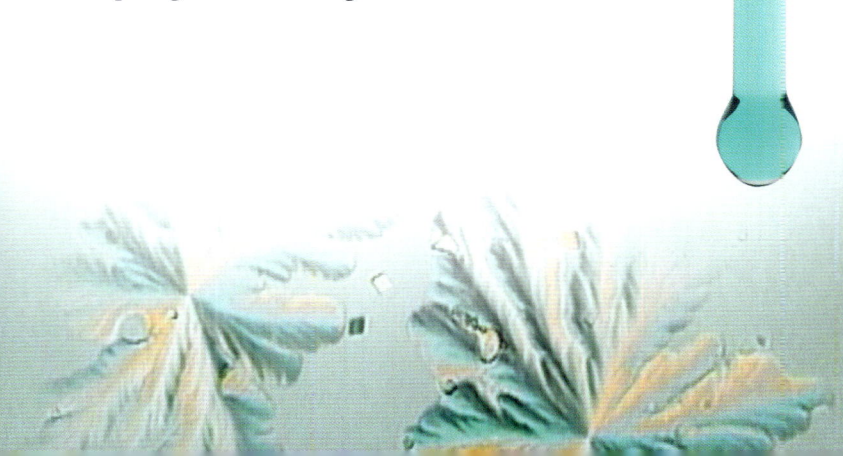

WS 87

Liebe-Weisheit

Hellkoralle über Hellkoralle

Basisenergie:
Weisheit auf allen Ebenen; unerwiderte Liebe;
Vernetztheit

Affirmation:
Ich bin ein Teil der Schöpfung
und mit allem verbunden.

Dieser Waterstick dient uns als Übermittler der Liebe. Er kann die Christusenergie in unser Leben bringen und sie deutlich erden. Außerdem unterstützt er uns auf dem spirituellen Weg und dabei, uns diesem Weg mit Freude zu widmen. Er kann unsere Effizienz steigern und hilft uns, klar zu erkennen, was getan werden muss. Durch seine Energie kann das Gefühl, nicht geliebt zu werden, verringert werden. Der WS 87 lässt die Selbstliebe in unser Leben kommen und öffnet uns auch für die Liebe von außen. Außerdem unterstützt er uns bei Enttäuschungen und verringert das Gefühl, nicht zu genügen. Die Energie des Stabes hilft uns dabei, das neue Christusbewusstsein in uns zu fördern und zu erkennen, dass wir alle gemeinsam an unserer Zukunft bauen und jeder Mensch gleich wichtig ist.

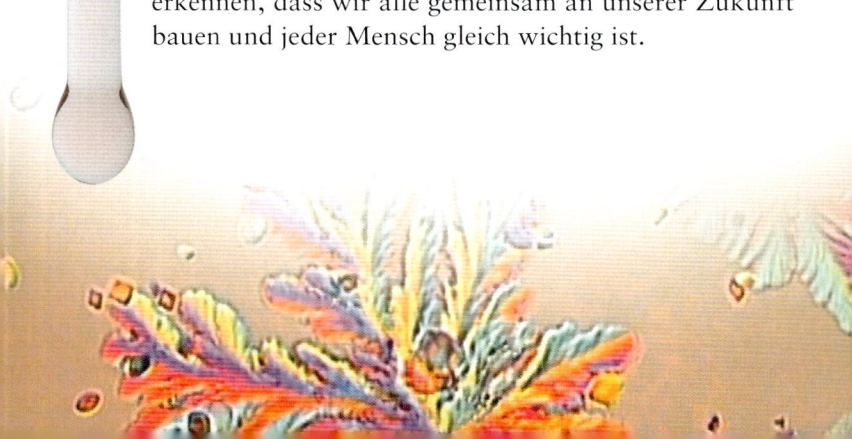

Jade-Herrscher

Grün über Blau

Basisenergie:
Die Kommunikation von Frieden durch Gefühle

Affirmation:
Ich öffne mein Herz für die Natur
und für die Erde.

Der Stab kann die Liebe zur Natur und zur Kommunikation mit der Natur aus der Tiefe des Friedens über unsere Gefühle in den Alltag bringen. Er unterstützt und fördert den Kontakt mit den weiten Aspekten unseres inneren Wesens. Er hilft uns zudem, den Fokus auf unsere eigene Wahrheit zu lenken, und unterstützt er uns darin, unseren Frieden zu finden. Mit seiner Begleitung können kreative Blockaden gelöst und Konflikte mit den eigenen Gefühlen überwunden werden. Die Präsenz des WS 88 kann uns helfen, mit dem Ausdruck unserer Gefühle leichter zurechtzukommen. Mit seiner Unterstützung können wir die Liebe zur Natur neu entdecken.

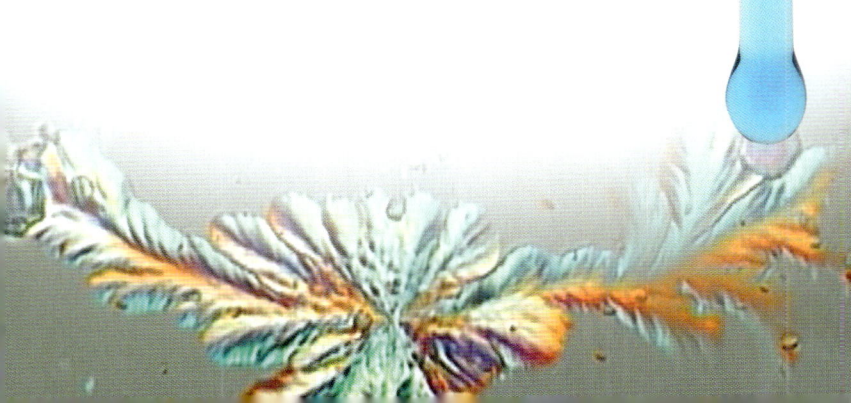

WS 89

Rot über Tiefmagenta

Basisenergie:
Die Zeitenwende, ein Zuviel oder Zuwenig an Energie

Affirmation:
Meine Energie fließt in die Richtung
meiner Absicht.

Der Waterstick hilft uns dabei, unterstützende Kräfte zu mobilisieren. Er kann uns in Berührung mit unserer Kundalini-Energie bringen und uns helfen, sie zu aktivieren. Auch das persönliche Wachstum wird durch seine Energie unterstützt und die harmonisierende Kräfte werden gefördert. Die Energie des Stabes stärkt unsere Entschlossenheit, mit der wir hinter Entscheidungen stehen. Sie kann Einfluss nehmen auf Dinge, die mit dem ersten Chakra in Verbindung stehen. Der Stab verbessert unseren Umgang mit Wut oder Frustration. Er kann hilfreich sein, wenn wir an einem Mangel an Selbstakzeptanz arbeiten wollen.

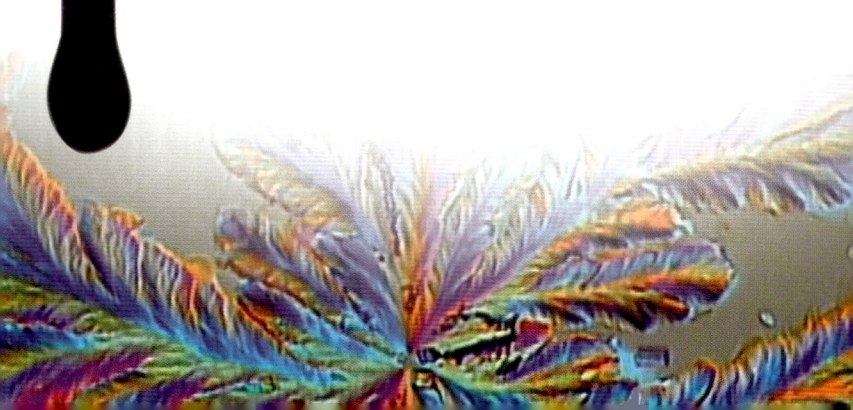

Gold über Tiefmagenta

Basisenergie:
Tiefe Heilung in Bezug auf die alte Weisheit

Affirmation:
Ich tauche ein in die Quelle
meiner inneren Weisheit.

Der Stab hilft uns, unsere innere Weisheit bewusst auszudrücken indem er die vorhandene Liebe zu den
Gegebenheiten des Alltags hervorhebt. Er unterstützt
das Verständnis von alchemistischen Vorgängen, die mit
der Qualität der Liebe in Verbindung stehen. Mit seiner
Hilfe können Irritationen, die mit Machtthemen zu tun
haben, in Freude transformiert werden. Der WS 90 hilft
uns auch in schwierigen Phasen, Freude zu finden und
zu sehen. Diese Energiequalität lässt uns die Gründe für
unsere Probleme und Irritationen annehmen. Mit der
Unterstützung des Stabes können wir erkennen, dass die
Erlösung von diesen Dingen bereits in uns ruht. Er zeigt
uns den Weg aus dem Chaos in eine neue Ordnung.

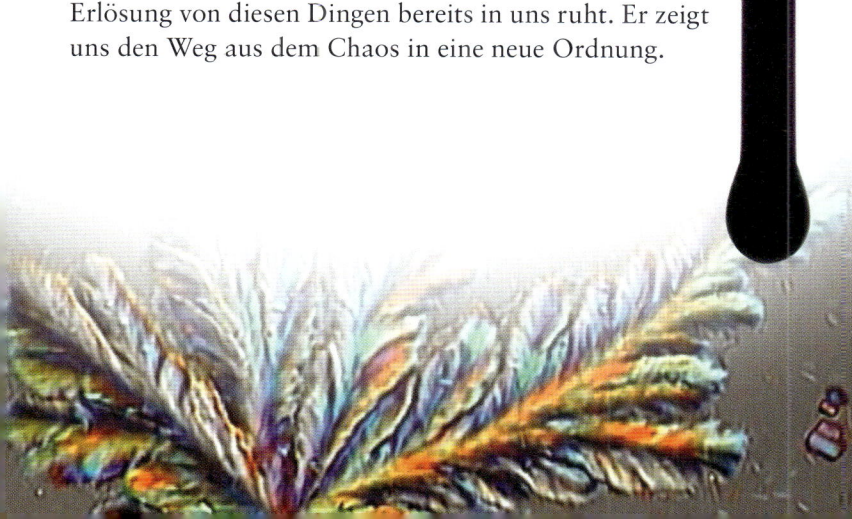

WS 91

Weibliche Führungskraft

Olivgrün über Olivgrün

Basisenergie:
Die Lektion des Herzens

Affirmation:
Ich vertraue auf die Weisheit der Quelle,
von der ich ein Teil bin.

Der Stab lässt uns unseren Lebensweg hoffnungsvoll gehen und hilft uns dabei, dem Prozess des Lebens zu vertrauen. Durch seine Hilfe können wir unsere weiblichen Führungsqualitäten besser entwickeln und den Lektionen des Herzens folgen. Unser Wissen können wir mit der Unterstützung des Stabes besser integrieren und anwenden. Auch ein tiefes Verständnis für die natürlichen Gesetze der Harmonie in der Natur und der darunterliegenden Muster vermittelt uns der Stab. Der WS 91 schafft eine Verbindung zwischen dem Herzchakra und dem Solarplexuschakra und bestärkt uns darin, eine klare Ausrichtung zu haben. Unsere Hoffnungen nährt er ebenso wie er uns hilft, Entscheidungen zu treffen. Der Stab kann Menschen unterstützen, die entspannter und lockerer werden wollen, und auch diejenigen, die ihre aus dem Herzen kommenden Empfindungen wieder mehr in ihr Leben einfließen lassen wollen. Seine Präsenz unterstützt uns bei allen Themen, die mit Vertrauen zusammenhängen.

Koralle über Olivgrün

Basisenergie:
Unabhängigkeit des Weiblichen;
Kooperation statt Konkurrenz

Affirmation:
Ich bin vollkommen im Vertrauen in meine
weibliche Führungskraft.

Durch den Waterstick können wir mehr Vertrauen in die eigene Intuition gewinnen. Er kann die Energie der Göttin in unser Trinkwasser oder in die Meditation bringen, und durch ihn können wir spirituelle Arroganz überwinden. Auch Schwierigkeiten in Beziehungen lassen sich leichter überwinden und der Waterstick kann Verwundungen, die wir in Beziehungen erleiden mussten, lindern. Er hilft uns, Abhängigkeiten loszulassen und entsprechende Beziehungen und Verhaltensmuster hinter uns zu lassen.

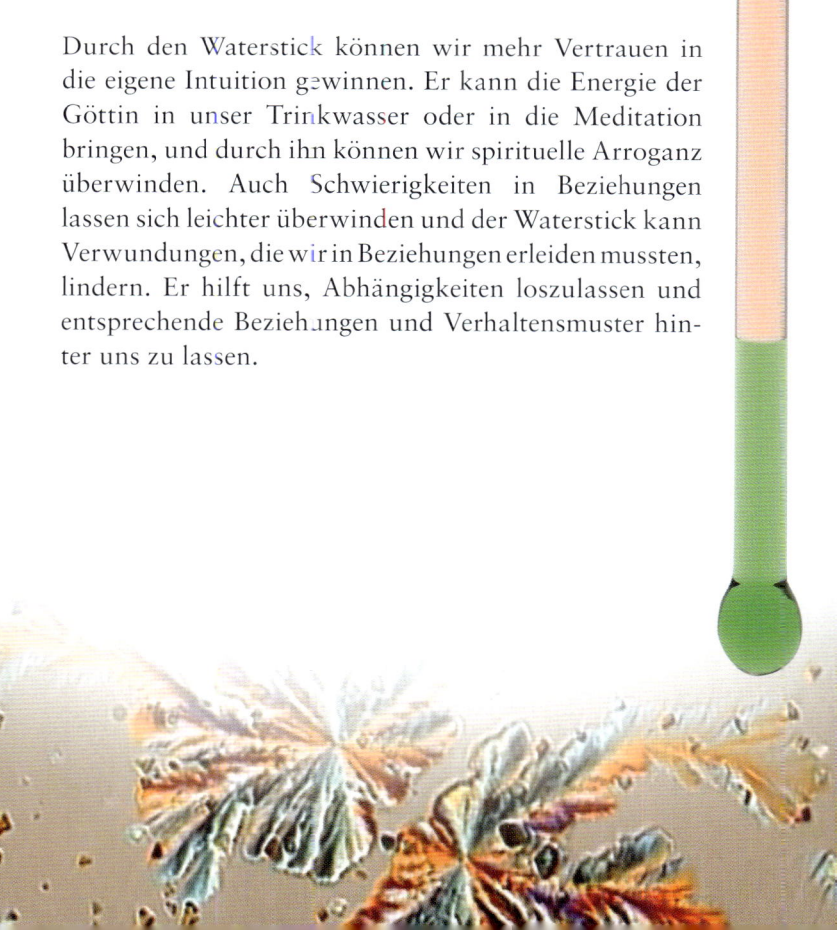

WS 93

Hänsel

Koralle über Türkis

Basisenergie:
Kollektive Kommunikation der Liebe und Weisheit

Affirmation:
Ganzheitlich erkenne ich mein wahres Selbst.

Durch die Unterstützung des Stabes bekommen wir ein Gefühl für Liebe, Ästhetik und Schönheit. Er bringt uns mit unserer eigenen Kreativität in Berührung. Seine Energie lässt uns leichter mit dem kollektiven unbewussten Wissen und der eigenen intuitiven Schicht in Berührung kommen. Er hilft uns dabei, aus den eigenen Einsichten den optimalen Nutzen zu ziehen. Das Überwinden von Abhängigkeiten und Co-Abhängigkeiten kann durch die Energie des WS 93 gefördert werden, sodass wir mehr Unabhängigkeit gewinnen können. Seine Energie kann in uns auch das Gefühl der Selbstliebe fördern. Der Stab unterstützt zudem unsere Öffnung für die universelle Wahrheit.

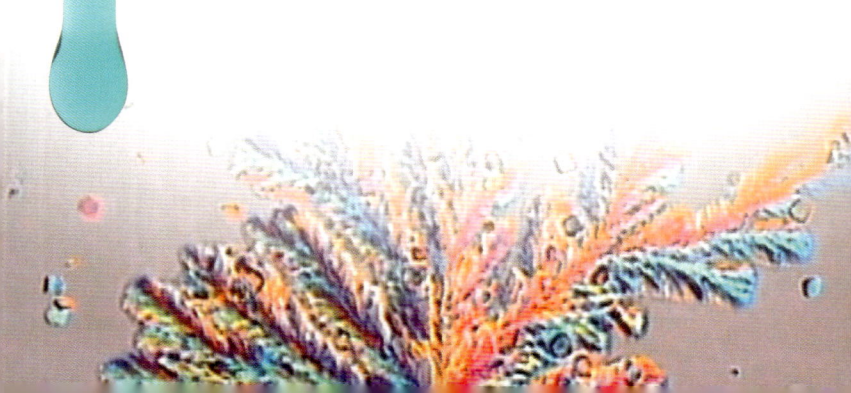

Hellblau über Hellgelb

Basisenergie:
Der höhere Wille begegnet dem persönlichen Willen

Affirmation:
Im Mantel des vollkommenen Schutzes gehe ich
den Weg der Wahrheit und des Lichts.

Der Stab stärkt unser Vertrauen zu höheren Mächten.
Mit seiner Energie können wir uns von der reinen Logik
entfernen und uns in den Zustand der Gnade führen
lassen. Wir erhalten Unterstützung dabei, die niederen
Gefühlsebenen, die in uns Widerstand auslösen, loszulassen und uns auf die höheren Gefühlsebenen zu
bewegen. Der Waterstick hilft uns dabei, das Vertrauen
zu finden, dass das Universum zum höchsten Wohl für
alles Lebendige wirkt. Wir finden in diesem Stab auch die
Energie dreier Meister, El Morya im Hellblau, Kuthumi
im Hellgelb und Meister Hilarion als Kombination
beider Farben im Hellgrün. Dieser Stab bringt eine
mächtige Trinität zum Ausdruck, die uns begleitet
und uns an »den Weg, die Wahrheit und das Leben«
erinnert. Die Trinität erscheint uns als die göttliche
Ebene der Integrität in uns. Die Verbindung mit dem
Erzengel Michael und dem Reich der Engel können wir
so in unser tägliches Leben einfließen lassen.

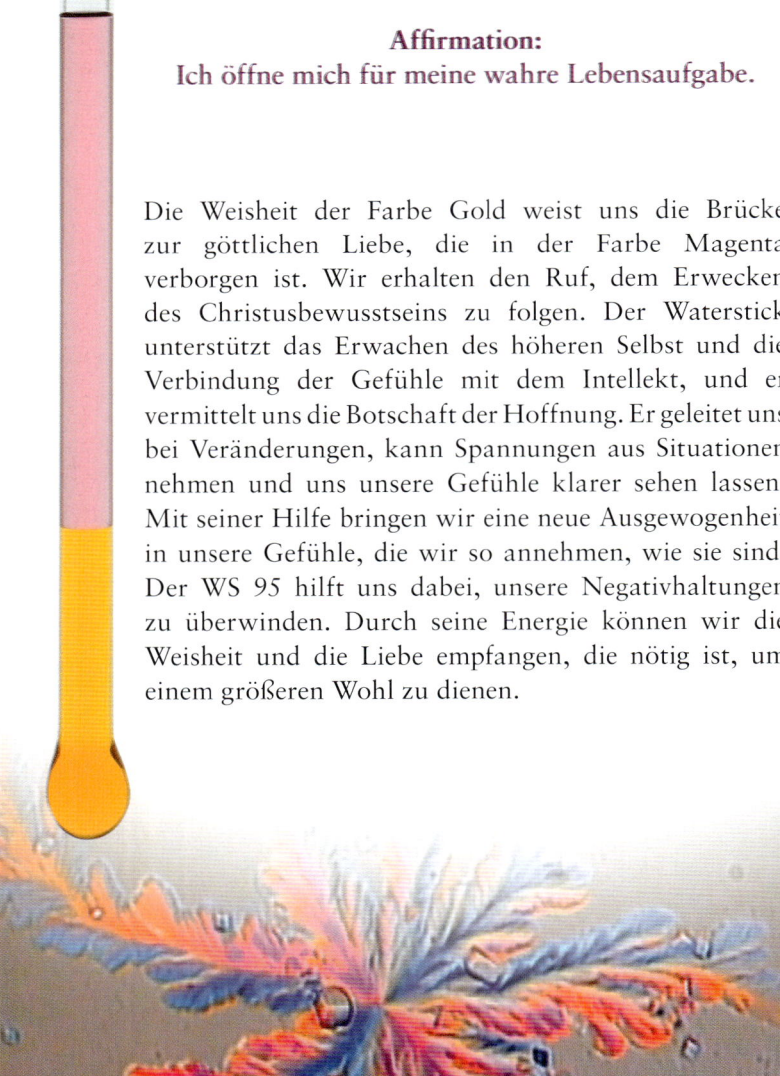

WS 95

Erzengel Gabriel

Magenta über Gold

Basisenergie:
Liebe aus lichten Sphären

Affirmation:
Ich öffne mich für meine wahre Lebensaufgabe.

Die Weisheit der Farbe Gold weist uns die Brücke zur göttlichen Liebe, die in der Farbe Magenta verborgen ist. Wir erhalten den Ruf, dem Erwecken des Christusbewusstseins zu folgen. Der Waterstick unterstützt das Erwachen des höheren Selbst und die Verbindung der Gefühle mit dem Intellekt, und er vermittelt uns die Botschaft der Hoffnung. Er geleitet uns bei Veränderungen, kann Spannungen aus Situationen nehmen und uns unsere Gefühle klarer sehen lassen. Mit seiner Hilfe bringen wir eine neue Ausgewogenheit in unsere Gefühle, die wir so annehmen, wie sie sind. Der WS 95 hilft uns dabei, unsere Negativhaltungen zu überwinden. Durch seine Energie können wir die Weisheit und die Liebe empfangen, die nötig ist, um einem größeren Wohl zu dienen.

Königsblau über Königsblau

Basisenergie:
Die höheren geistigen Funktionen;
aufbauende Kräfte

Affirmation:
Ich verbinde mich mit meinen höchsten Energien
und komme immer mehr in meine Klarheit.

Mit der Energie des Stabes unterstützen wir die Kommunikation des höheren Selbst mit dem Selbst. Er bereitet uns den Weg, das Potenzial zum Erwachen in uns selbst zu suchen und zu finden. Außerdem erinnert er uns an die Disziplin, die nötig ist, um ein aufnehmendes Gefäß für die Eingebungen aus den geistigen Sphären zu werden und diese Visionen auch dem Verstand und dem Herzen zugänglich zu machen. Seine Energie hilft uns, die Kommunikation zwischen »oben« und unserem inneren Wesen zu erkennen und zu fördern. Der WS 96 kann uns den Frieden bringen, der für diesen Weg nötig ist. Seine Energie lässt uns den Weg, der uns vom körperlichen zum spirituellen Reich führt, erkennen und erfahren. Der Stab hilft uns zu sehen, was vor uns liegt.

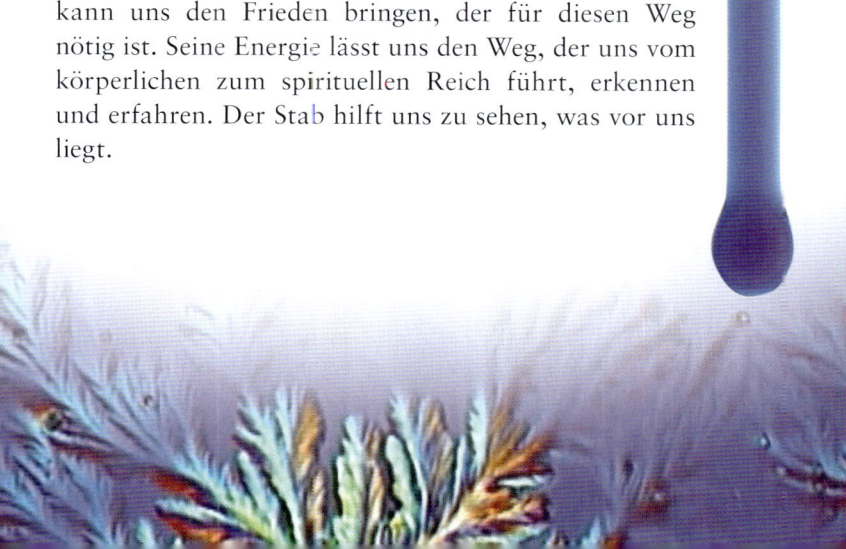

Erzengel Uriel

Gold über Königsblau

Basisenergie:
Der Inkarnationsstern verbindet sich mit den
höheren geistigen Funktionen.

Affirmation:
Ich finde den Weg zu meinem Herzen und
zu meiner Liebe zu allem Lebendigen.

Der Waterstick unterstützt uns bei der Verwirklichung
unseres Potenzials, bei der Veredelung unseres inneren
Goldes. Er durchdringt unser Wasser mit dem Goldenen
Strahl der geistigen Welt, er kann das alte Wissen in
unser tägliches Leben einfließen lassen. Seine Energie
bringt die Kommunikation mit »oben« in die Tiefe
des Selbst, in das Unbewusste. In dem Stab liegt das
Potenzial zum Erwachen. Die Mysterien der Weisheit
können beginnen, sich in dieser Energie zu offenbaren.
Durch den WS 97 können wir in Beziehung mit unseren Gefühlen treten. Er ermöglicht es uns, unser
Unbewusstes durch das Licht der Weisheit erhellen zu
lassen. So kann sich die spirituelle Kommunikation über
unser Herz ausdrücken.

Hellviolett über Hellkoralle

Basisenergie:
Umwandlung von Negativität auf allen Ebenen

Affirmation:
Voller Liebe nehme ich die Wandlungsprozesse
in meinem Leben an.

Durch die Energie des Stabes kann uns der höhere Wille
dabei helfen, uns mit Devas und Engeln auszutauschen.
Der Waterstick unterstützt unsere Transmutaion und
unsere bedingungslose Liebe. Er kann die Umwandlung
von Negativität auf eine bewusste Ebene, eine neue
Ebene der Zusammenarbeit aus unseren eigenen Tiefen heraus, hilfreich unterstützen. Er ermöglicht uns,
Informationen zu verarbeiten, indem er viele neue
Ebenen der Assimilation und des Verständnisses
einbringt. Mit seiner Unterstützung kann die tiefste
Ebene der Freude in uns erweckt werden. Das größte
Geschenk des Stabes ist die bedingungslose Liebe
zum Wandlungsprozess. Er kann Ausgleich bringen in
intensive Herausforderungen, die mit bedingungsloser
Liebe verbunden sind, und unerwiderte Liebe in ein
tiefes Annehmen und Verstehen verwandeln.

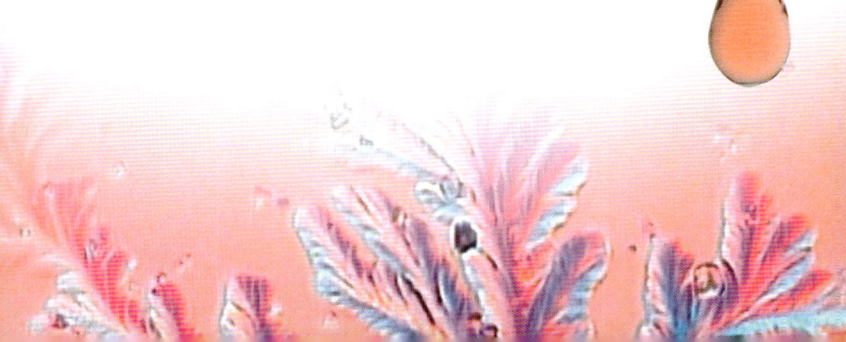

Erzengel Zadkiel

Hellolivgrün über Rosa

Basisenergie:
Ein Schritt hinein in den Strom des Lebens

Affirmation:
Wenn ich loslasse und akzeptiere, liebe ich
mein Hier und Jetzt mit allem, was ist.

Der Stab lässt ein neues Licht auf die weibliche Füh-
rerschaft des Herzens scheinen. Er bringt uns eine
neue Qualität des Glaubens und des Vertrauens auf
einen Neubeginn. Außerdem kann er uns Hoffnung auf
eine Zukunft geben, in der unsere Intuition gestärkt
ist und in der wir von Freude, Liebe und Friede erfüllt
sind. Durch Loslassen können wir akzeptieren, was in
unserem Inneren enthalten ist. Die Energie des WS 99
unterstützt diesen Prozess. Mit der Verbindung zum
Erdstern kann in uns ein tiefes Verständnis für unsere
Inkarnation erwachen. Der Stab vermittelt uns ein tiefes
Gefühl von Glück, Frieden und Zuversicht.

Klar über Tiefmagenta

Basisenergie:
Das Licht in der Dunkelheit erhellt den Schatten.

Affirmation:
Liebevoll scheine ich das Licht in meinen Schatten.

Dieser Waterstick gibt uns die Möglichkeit, das Licht in den Schatten hineinzubringen. So können wir Dinge im Spiegel betrachten und sie erkennen, wie sie sind. Der Stab bringt das Licht ins Dunkel und Erleuchtung durch intensive Liebe, intensive Fürsorge und intensives Licht. Mit seiner Energie gelingt es uns, eine Brücke zwischen dem Menschenreich und dem göttlichen Reich zu schlagen. Das energetisierte Wasser fördert unsere Selbstliebe und Selbstakzeptanz. Außerdem wird durch den Stab ein gesteigertes Bedürfnis nach Liebe und Fürsorge ausgeglichen. Im WS 100 sind alle Farben enthalten, ein unendliches Potenzial, mit dem alles möglich ist.

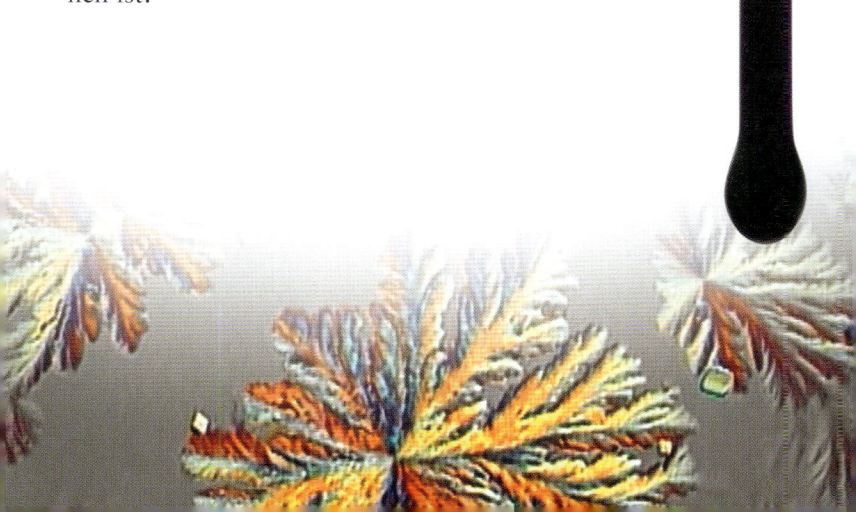

WS 101

Hellblau über Helloliv

Basisenergie:
Der Wille Gottes nimmt Einkehr ins Herz.
Eine neue Wesensebene öffnet sich.

Affirmation:
Ich folge meiner inneren Stimme und erhalte so
die Möglichkeit, den Weg zurück in meinen
Herzensgarten zu finden.

Durch die Anwendung des WS 101 erfahren wir
Unterstützung im Bereich unserer weiblichen intuitiven
Seite. Dieser Waterstick kann uns den Weg zu den anderen
Dimensionen des Seins bereiten. Neue Möglichkeiten
für den wirklichen Beginn eines neuen Jahrtausends
werden erschaffen. Der Stab hilft uns, das Urteilen zu
überwinden und im Unbewussten Frieden zu finden.
Die Sanftheit, die er in unser tägliches Lebenswasser
bringt, gibt uns den Halt, den wir brauchen, um unsere
Verhaltensmuster zu überdenken, negative Muster zu
erkennen und sie zu verändern. Mit seiner Energie erhalte ich die Gelegenheit, mir meiner Gefühle bewusst zu
sein. So können wir die leise kleine Stimme in unserem
Inneren hören und ihr folgen.

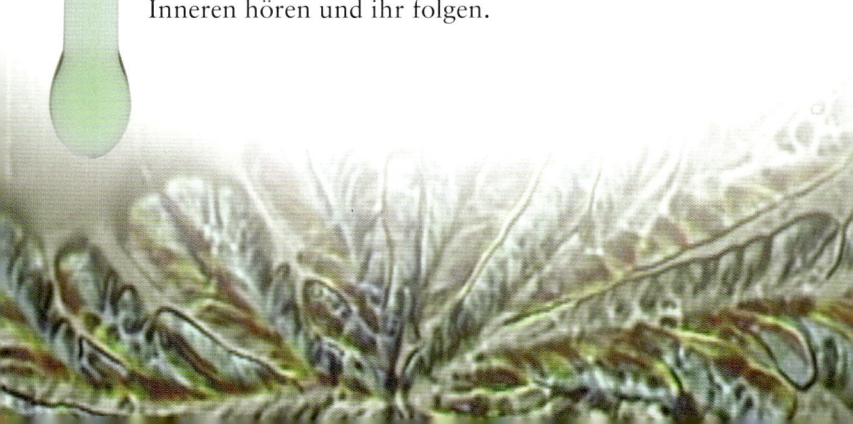

Dunkeloliv über Tiefmagenta

Basisenergie:
Lebe! Die Hoffnung schöpft neue Kraft
im Angesicht von Schwierigkeiten.; nicht
verdrängen, was man nicht sehen möchte

Affirmation:
Ich öffne mich für alle Möglichkeiten,
die das Leben bietet.

Der Stab steht uns mit seiner Energie in Belangen des
alltäglichen Lebens bei und gibt uns die Kraft, nicht den
Mut zu verlieren. Mit seiner Unterstützung können die
Herausforderungen des Lebens kommen, ohne dass wir
die Freude daran verlieren. Die Energie des WS 102 wirkt
vor allem auf depressive Menschen oder diejenigen, die
nach einem klaren Weg in ihrem Leben suchen, den sie
mit seiner Hilfe kraftvoll beschreiten können. Der Stab
kann uns ausreichend Kraft und Energie zur Verfügung
stellen, um auch in kämpferischen Zeiten nicht das
große Ganze aus den Augen zu verlieren. Dieser Stab ist
besonders in Zeiten der Veränderungen sehr hilfreich.

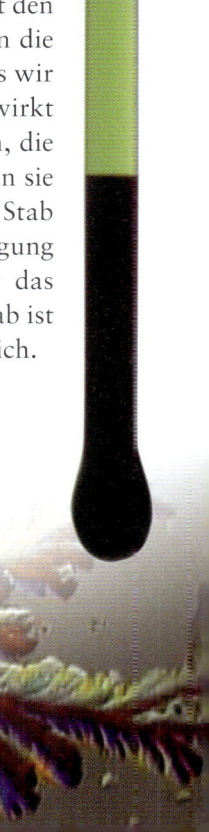

Erzengel Haniel

Opalhellblau über Tiefmagenta

Basisenergie:
Entweder sind wir ein Teil der Lösung –
oder Teil des Problems.

Affirmation:
Ich kann jetzt das Licht
am Ende des Tunnels sehen.

Der Stab kann uns dabei unterstützen, in Eltern-Kind-Beziehungen einen Sinn für Integration zu finden. Mit seiner Hilfe können wir Defizite erkennen und neue Wege finden, wie wir sie aus uns heraus wieder neu auffüllen können. Der WS 103 kann uns die schönen Seiten des Lebens bewusst machen und große Freude in unser Leben bringen. Mit seiner Energiequalität kommen wir in Harmonie mit unserer Lebensaufgabe und finden Liebe in vielen Bereiche unseres Lebens. Der Stab lässt uns hinter die Oberfläche blicken und den Kern der Dinge erkennen. Er vermag es, Fruchtbares zu schaffen, und hilft, Trauer und Angst in Freude zu verwandeln.

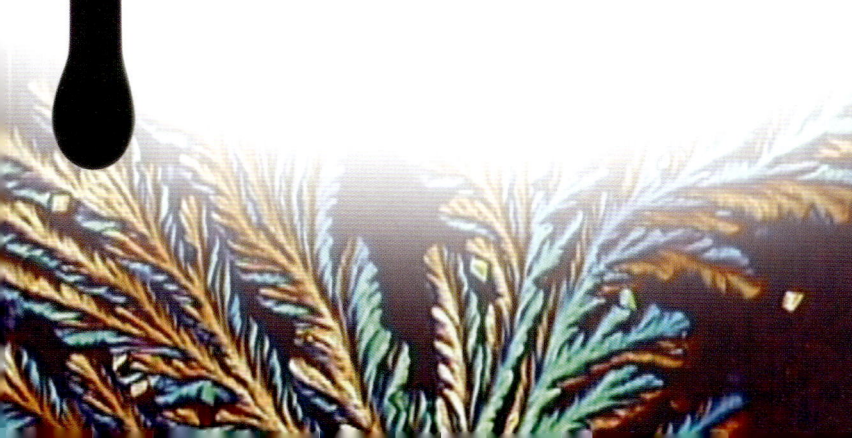

Irisierendes Rosa über Magenta

Basisenergie:
»Es ist, wie es ist.«

Affirmation:
Ich akzeptiere und liebe mich so, wie ich bin.

Dieser Waterstick kann dabei helfen, Wege zu finden, das weibliche Prinzip in sich selbst zu integrieren und in die Welt hinaustragen. Durch seine Energie sind wir empfänglich für das Weibliche und können es in unsere tiefste innere Arbeit einbringen. Der WS 104 kann uns Entspannung bringen und das Erspüren der göttlichen Kräfte erleichtern. So überwinden wir leichter innere Konflikte und Kämpfe. Durch seine Energie können wir erkennen, dass alles, was wir brauchen, uns genau in der Zeit zur Verfügung steht, wenn wir uns dafür öffnen. Er unterstützt uns darin, uns stärker auf die Selbstliebe zu konzentrieren. Durch seine Schwingung der Liebe kann ein Mangel an Mutterliebe gelindert werden, und zudem kann er uns zudem Gefühl von Schutz und Fürsorge vermitteln.

Erzengel Azreal

Irisierende Koralle über Koralle

Basisenergie:
Ganzwerdung bis in die Genetik;
die Energie von Freiheit, Freude und Liebe;
die goldene Essenz unseres Seins

Affirmation:
Ich weiß, dass ich mit allem verbunden bin.

Der Stab kann in uns das Gefühl der Dankbarkeit erwecken, unsere weibliche Seite stärken und Ungleichgewichte ausbalancieren. Durch seine Energie können sich die weiblichen und die männlichen Aspekte bis zur Zellebene ausgleichen, eine Bewusstseinserweiterung kann die Folge sein. Die Energie des Watersticks bietet uns großen Schutz vor äußeren Einflüssen. Der WS 105 kann Schockzustände, die von Diskriminierung ausgehen, ausgleichen. Gefühle wie Angst und Einsamkeit können überwunden werden. Durch den Stab haben wir die Möglichkeit, die Ganzwerdung zu unterstützen und zu beschleunigen. Der Waterstick führt uns zu neuen Einsichten und erweckt in uns ein tiefes Verständnis für das Sein. Er hilft uns dabei, die goldene Essenz unseres Seins zu erkennen und mögliche Gefühle des Getrennt-Seins zu transformieren.

Opakes Hellolivgrün über Opakem Flieder

Basisenergie:
Gegenseitige Unterstützung und die Alchemie
des Herzens

Affirmation:
Ich bin mir bewusst, dass ich immer eine
Möglichkeit habe, ein Teil der Lösung zu sein, oder
ich ernte immer, was ich gesät habe.

Der WS 106 hilft uns dabei, unsere vergangenen Erlebnisse, die manchmal mit Bitterkeit verbunden sind, in die Süße der Erkenntnis und die Reife der Gegenwart umzuwandeln. Durch die Energie des Stabes erkennen wir, dass wir immer die Wahl haben, ein Teil der Lösung zu sein, anstatt ein Teil des Problems. Diese Energiequalität hilft uns auch bei unserer persönlichen Ermächtigung, speziell in Situationen, in denen wir uns zurückgehalten haben, es aber besser gewesen wäre, vorwärts zu gehen.

Die sechs Grundsticks
und ihre Anwendung im Alltag

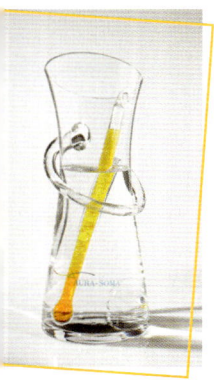

Immer wieder werde ich gefragt, welchen Stab ich empfehlen kann. Grundsätzlich eignet sich jeder Stab zur Energetisierung des täglichen Trinkwassers, denn jeder Stab bringt das Bewusstsein in das Wasser zurück. So wird es energetisch optimal für jeden Bedarf aufbereitet. Es gibt jedoch fünf Aura-Soma-Resonant-Watersticks, die ich ihnen, wie eine »energetische Hausapotheke« ans Herz legen möchte. Mit diesen Stäben sind sie für alle Lebens- und Stimmungslagen bestens gerüstet.

Wasser ist reines Bewusstsein, dadurch können die Stäbe ihr volles Wirkungsspektrum auf das Wasser übertragen. Durch die Aufnahme des energetisierten Wassers können die positiven Kräfte direkt und pur auf Ihr Bewusstsein und Unterbewusstsein übertragen werden. Nähere Informationen zu den einzelnen Stäben finden Sie auf den entsprechenden Seiten.

WS 1

Er ist der »Erste-Hilfe«-Stab schlechthin. Er bringt Sie wieder zurück in Ihre Stärke und erzeugt Friede und Harmonie in Ihrem Körper. Wasser, das mit diesem Waterstick energetisiert wurde, bringt Sie rasch wieder in Ihr Gleichgewicht.

WS 4

Dieser Stab bringt die Energiequalität der wärmenden Sonnenstrahlen in das Trinkwasser und das Wasser kann sich so positiv auf Ihre Stimmungslage auswirken. Die Energie des Watersticks unterstützt den Solarplexus und hilft, negative oder auch melancholische Stimmungen aufzulösen.

WS 6

Dieses energetisierte Wasser bringt Energie. Es ist eine wahre Kraftquelle für anspruchsvolle Zeiten und zudem sehr hilfreich für Menschen, die unter mangelndem Antrieb leiden. Außerdem bringt der Stab die Basisenergie der Liebe in das Wasser.

WS 26

Dieser Stab hilft, den Wasserhaushalt nach Schockerlebnissen wieder in Harmonie zu bringen. Er führt die Lebensfreude und die Energie wieder zurück in den Körper und unterstützt den Prozess des Loslassens. Nach Erschütterungen hilft uns seine Energie, wieder ganz zu werden und die traumatischen Erlebnisse besser zu verarbeiten.

WS 33

Dieser Waterstick ist einer meiner Lieblingsstäbe. Er verstärkt den kreativen Fluss und aktiviert die Spontaneität und Freude im Energiefeld. Durch ihn entfalten wir wieder das Bewusstsein für das Schöne im Leben. Der Stab hilft bei kreativen Blockaden. Durch dieses Wasser kommen wir wieder verstärkt in die Leichtigkeit des Seins.

WS 94

Wer kennt nicht das Gefühl, verloren zu sein, nicht zu wissen, wie es weitergeht oder was der Lebensplan bereithält, oder Sinnlosigkeit und Leere im Herzen zu spüren. In diesen Momenten kann das energetisierte Wasser nützen und den Wasserhaushalt ausgleichen. Die Energie des Stabes hilft dabei, diese Leere mit sinnvollem Inhalt zu füllen. Dieser Stab ist der Stab der Herzen und mit ihm begegnen wir dem Licht und der Stimme in unserem Herzen. Er hilft dabei, den großen Plan zu erkennen und den Weg des Herzens zu gehen.

Die Anwendung der Aura-Soma-Resonant-Watersticks

Neben der Verwendung für Ihr Trinkwasser können Sie die Aura-Soma-Resonant-Watersticks auch hervorragend für die Energetisierung jeglichen Brauchwassers einsetzen. Sie unterstützen damit unsere Umwelt. Ob Haustiere oder Pflanzen, sie werden Ihnen für das energetisierte Wasser mit Gesundheit und Lebendigkeit danken. Die Watersticks eignen sich sehr gut dafür, ein Vollbad mit energetisiertem Wasser zu nehmen. Legen Sie einfach Ihren Stab in das Badewasser, er ist hitzetauglich. Reinigen Sie nach dem Baden den Stab mit weißem Pomander. Sie können die Watersticks bei der Arbeit mit den Chakren einsetzen. So stärken, reinigen und unterstützen Sie ihre Funktionstätigkeit. Legen Sie die Stäbe einfach auf das entsprechende Energiezentrum auf. Eine andere wirksame Arbeitsmethode ist das Stärken der Meridiane und Akupunkturpunkte durch den Einsatz der Watersticks direkt auf der Haut. Probieren Sie es aus, Sie werden verblüfft sein, wie effektiv diese Energiearbeit ist. Nach jeder Anwendung sollten Sie die Stäbe mit weißem Pomander reinigen. Weil unser Körper zu einem Großteil aus Wasser besteht, schwingt unser Wasser mit den Essenzen in den Watersticks mit. Durch die Energieübertragung werden unsere inneren und äußeren Körper in Harmonie gebracht und wir können unser Potenzial leichter entwickeln.

Ich wünsche Ihnen viel Freude bei der Anwendung der Aura-Soma-Resonant-Watersticks!

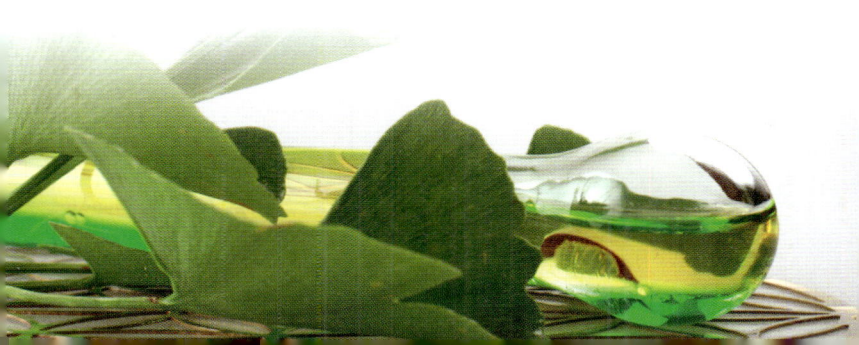

Anhang

Aura-Soma

Booth, Mike: Das Aura-Soma Handbuch. Grafing: Aquamarin Verlag 2000.

Booth, Mike/McKnight, Carol: The Aura-Soma Sourcebook. Color Therapy for the Soul. Healing Arts Home 2005.

Booth, Mike/Sakata, Yusuyoshi: Heilige Schreine – Heilende Farben. Die Begegnung zwischen Koshinto und Aura-Soma – eine Reise ins innerste Wesen einer uralten Tradition und einer neuen Farbheilkunde. Grafing: Aquamarin Verlag 2004.

Rebilas, Iris/Booth, Mike: Aura-Soma Duftessenzen und Raumsprays. Pomander, Quintessenzen und Arch Angeloi – Düfte und Farben für Harmonie und Wohlbefinden. Freiburg im Breisgau: Hans Nietsch Verlag 2005.

Wall, Vicky: Aura-Soma. Das Wunder der Farbheilung und die Geschichte eines Lebens. Frankfurt am Main: Maurer 1992.

Wall, Vicky/Booth, Mike: Aura-Soma und die Meister der Weisheit. Grafing: Aquamarin Verlag 2006.

Wasser

Bartholomew, Alick/Seipel, Gunther: Das Verborgene in der Natur. Die wegweisenden Einsichten von Viktor Schauberger. Baden & München: AT-Verlag 2006.

Emoto, Masaru: Die Botschaft des Wassers. Band 1 und Band 2. Burgrain: Koha Verlag 2002 und 2003.

Emoto, Masaru: Wasser und die Kraft des Gebets. Burgrain: Koha Verlag 2005.

Schauberger, Viktor: Das Wesen des Wassers. Baden & München: AT-Verlag 2006.

Schauberger, Viktor: Unsere sinnlose Arbeit. Bad Ischl: Schuberger Verlag 2002.

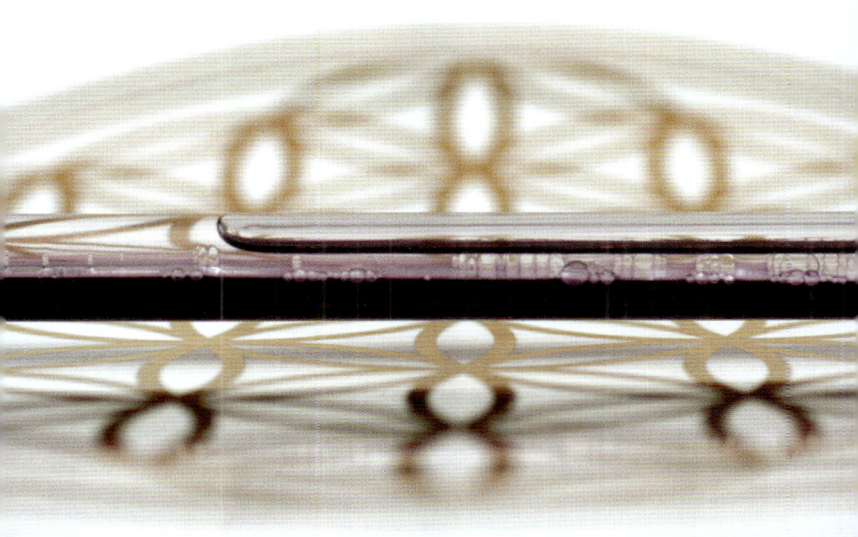

Bezugsquellen und Kontakt

Avalon Spirit & Soul

Barbara Heider-Rauter
Franz Josef Straße 25b
5020 Salzburg
Tel.: 0043(0)662 – 87 10 90

E-Mail: avalon@salzburg.co.at
Internet: www.avalon-spirit.com
oder www.aurasomashop.at

Die Aura-Soma-Resonant-Watersticks können bei den jeweiligen Distributoren der einzelnen Länder bestellt werden. Den Distributor für Ihr Land finden Sie unter:
www.asiact.org.
Weitere Informationen zum Aura-Soma-Resonant-Waterstick erhalten Sie auf der Internetseite:
www.aura-soma-waterstick.com.

Die Aura-Soma-Resonant-Watersticks und viele weitere interessante Angebote finden Sie auch im Onlineshop des Schirner Versandkatalogs. Besuchen Sie uns im Internet!
www.schirner.com

Haftungsausschluss

Aura-Soma-Resonant-Watersticks sind kein Arzneimittel. Sie sind reine Schwingungsträger, die auf der feinstofflichen Ebene des Menschen wirken. Sie harmonisieren den feinstofflichen Körper eines Menschen und können so, eventuell, auch auf die körperliche Ebene einen positiven Einfluss haben Somit ersetzen sie keine medizinischen oder sonstigen therapeutischen Maßnahmen. Auch wenn sie eine Zuordnung zur körperlichen Ebene haben, sind sie keine Heilmittel im medizinischen Sinne. So sollen sie auch nicht verstanden werden!
Für eventuell auftretende Schäden übernehmen sowohl der Verlag als auch die Autorin keinerlei Haftung. Für die erwähnten Wirkungen und Erfolge kann keine Garantie übernommen werden.

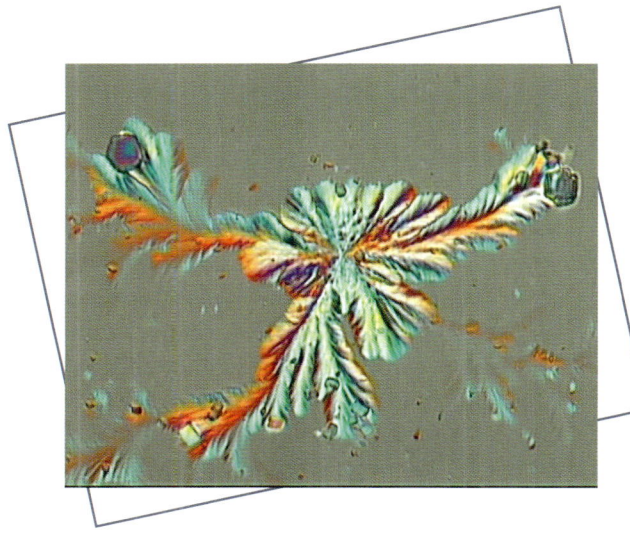

Wasserkristallbild des WS 88 (Jade-Herrscher)

Ebenso erschienen im /Stb

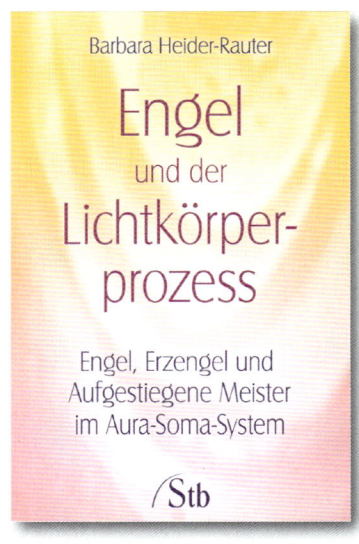

Barbara Heider-Rauter
**Engel und der Lichtkörper-
prozess**
*Engel, Erzengel und Aufgestie-
gene Meister im Aura-Soma-
System*
180 Seiten
ISBN 978-3-89767-667-1

Der Name »Aura-Soma« heißt übersetzt: Lichtkörper. Mit
dem Aura-Soma-System hat der Leser eine wunderschöne
Möglichkeit, die Entwicklung seines Lichtkörpers zu unterstützen. Die Engel, Erzengel und Aufgestiegenen Meister
zeigen jedem Leser das höchste Potenzial und stehen ihm
für diesen Entwicklungsschritt zur Seite. Er erfährt, was
ihn davon abhält, seine Begabungen und Möglichkeiten zu
erkennen, und was dahinter verborgen liegt, dass er sie nicht
nutzt. In diesem Buch wird die Präsenz der Naturwesen, der
Kristallengel, der Lichtwesen und der Farben beschrieben
und zudem, welche Rolle sie in den Aura-Soma-Produkten
einnehmen.